느리게
살살
운동합시다

KB241288

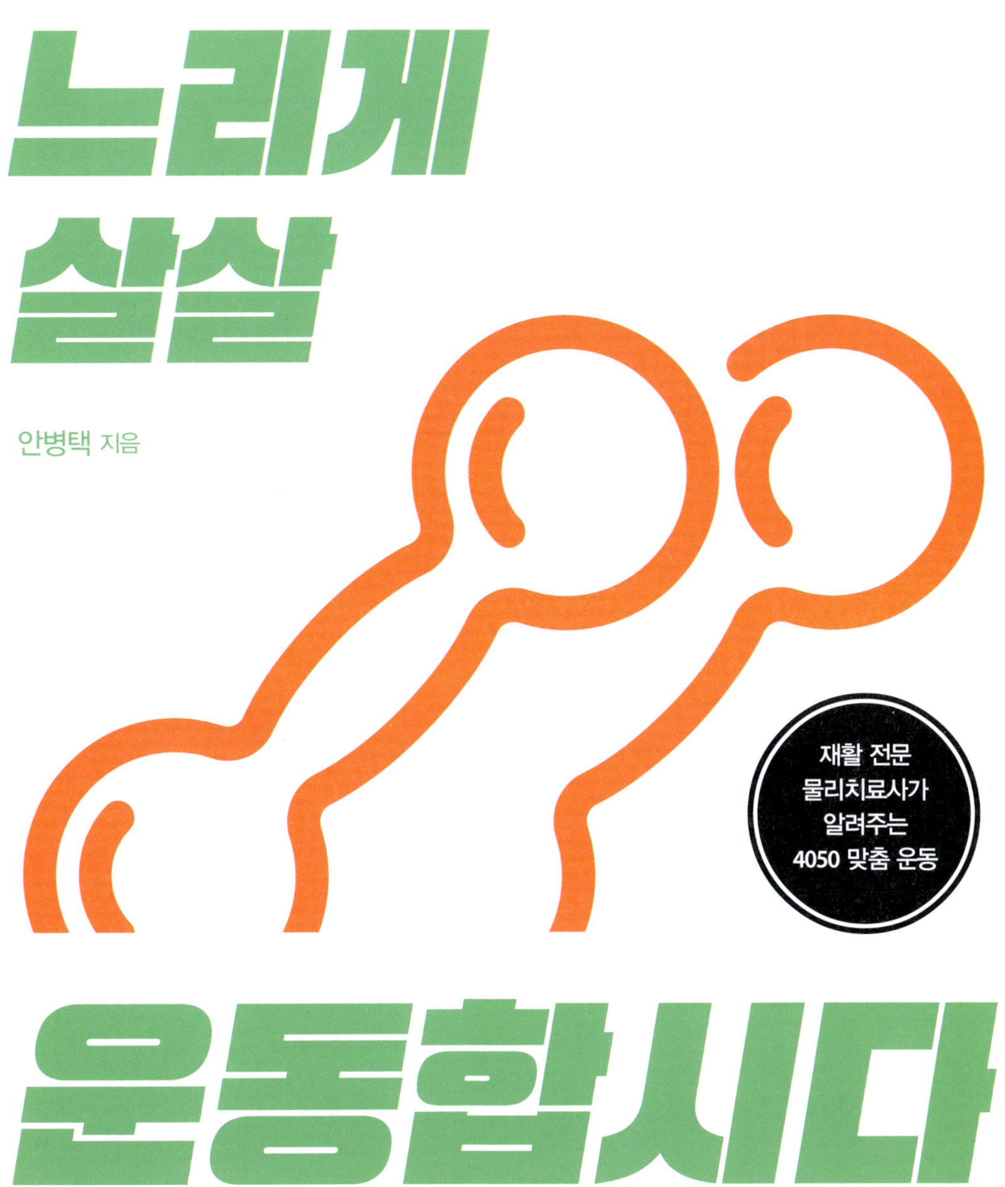

느리게 살살

안병택 지음

운동합시다

크럭

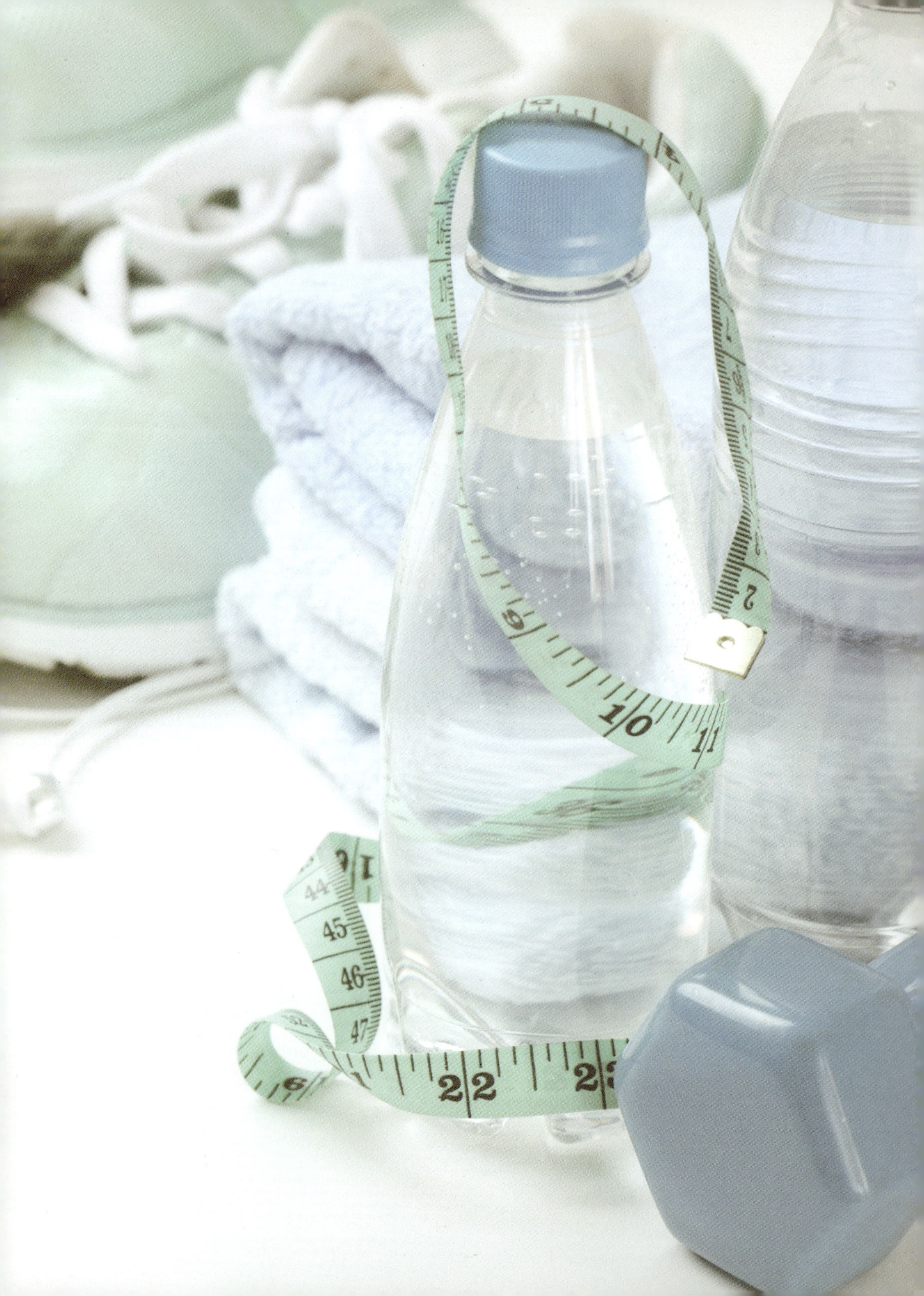

운동, 삶의 질을 좌우하는 즐거운 취미생활

3년 전 10km 달리기 대회에서 내 앞을 달렸던 사람이 있었다. 저 사람만 따라잡자고 생각하며 달렸었다. 결국 꾸준히 달렸던 그분은 52분의 기록으로 10km 선을 나보다 먼저 통과했다. 그분은 밝게 웃으며 기다리던 아내에게 말했다. "76세가 이 정도면 청년이지, 안 그래?" 아마도 76세 청년은 젊은 시절부터 꾸준히 운동을 해왔을 것이다. 하루아침에 이뤄지는 건 없기 때문이다.

100세 시대가 화두인 세상이다. 100세 시대는 얼마나 오래 사는지가 중요한 게 아니다. 건강하고 즐겁게 오래 사느냐가 중요하다. 즉, 평균 수명보다 건강 수명을 늘려야 한다. 삶의 질을 높이면서 어떻게 건강하게 살지에 대한 노력이 필요하다. 재활을 위해 센터에 방문하는 65세 이후 분들이 자주 하는 말이 있다. "젊었을 때 고생해서 이제 먹고살 만한데 몸이 이래서 누리지 못하고 있다. 경제적 대비는 어느 정도 됐지만, 건강이 안 좋으니 무슨 소용이냐."라고. 건강한 삶은 충분한 휴식, 균형 잡힌 영양, 금연, 절주, 스트레스 관리 등 수칙이 많다. 이 중 삶의 질과 가장 관련이 있는 것은 운동이다.

잘 움직여야 여행도 다니고 독립적인 일상생활을 할 수 있다. 잘 움직이지도 못하는데 음식만 먹고 누워서 생활하는 게 무슨 의미가 있겠는가. 잘 움직이기 위해서는 운동이 필요하다. 따라서 한 살이라도 젊었을 때 꾸준히 몸을 움직여야 한다.

20대는 활기차다. 대부분 원하는 대로 마음껏 활동한다. 30대는 쉽게 피곤함을 느낀다. 경제 활동을 활발하게 하면서 몸이 무거워지기 시작한다. 주말이면 운동을 즐기기보다 누워서 쉬고 싶어진다. 이렇게 20~30대를 보내면 마흔이 된다. 40~50대는 몸이 더 무거워지고 체력은 떨어진다. 질환이 하나둘씩 생기기 시작한다. 사실 노후에 건강한 삶의 질을 좌우하는 시기는 딱 이때부터다. 40~50대를 어떻게 보내느냐에 따라 60대 이후의 삶이 달라지기 때문이다.

4050 세대에게 "운동을 어떻게 해야 되나요?"라는 질문을 받으면 나는 딱 한마디로 대답한다. "적당히 하면 됩니다." 이 책은 4050 세대에서 적당히 운동하는 방법을 담았다. 무리하지 않고 노화를 늦추는 건강한 삶을 위한 운동이 핵심이다. 또한 4050 세대에게 맞는 현실적인 운동법과 건강관리 방법을 소개했다. 14년 동안 재활치료를 하고 연령대별로 운동을 지도한 경험과 사례를 바탕으로 쉽고 효과적인 운동들만 모았다. 부담 없이 읽고 운동도 가볍게 하길 권한다.

마흔 이후는 운동 전 마음가짐도 달라야 한다. 단기간에 효과를 보겠다고 몰아서 운동하면 몸은 버티지 못한다. 꾸준히 여유를 두고 운동해야 한다. 누구에게나 살면서 활력을 주는 취미생활이 있다. 마흔 이후는 그 중에 하나가 운동이

길 추천한다. 운동은 즐기면서 해야 더 좋다. 이 책에서 연령대에 맞는 나만의 운동을 찾아, 그 운동을 즐기는 분들이 많아졌으면 좋겠다.

　4050. 오늘 어떻게 보내느냐가 삶의 질을 바꾼다. 현재도 미래에도 말이다. 그저 책을 가볍게 읽어보고 쉽게 따라 할 수 있는 운동이 취미생활이 되길 바란다. 또한 많은 사람들이 건강하게 즐기는 노후가 되길 희망한다.

1

4050 세대 맞춤용
Q&A를 통해
건강 지식을 쌓고
운동과 친해지기

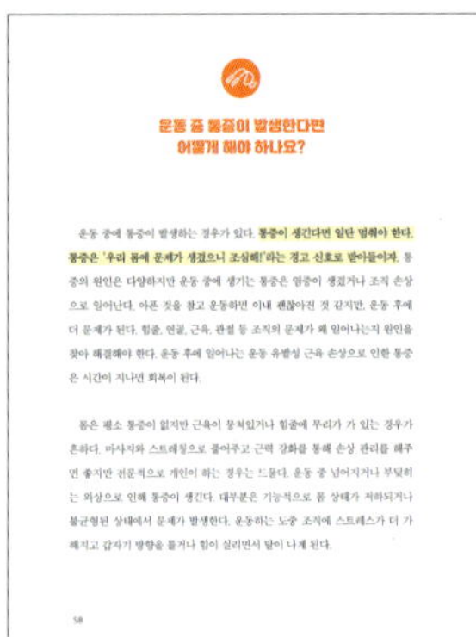

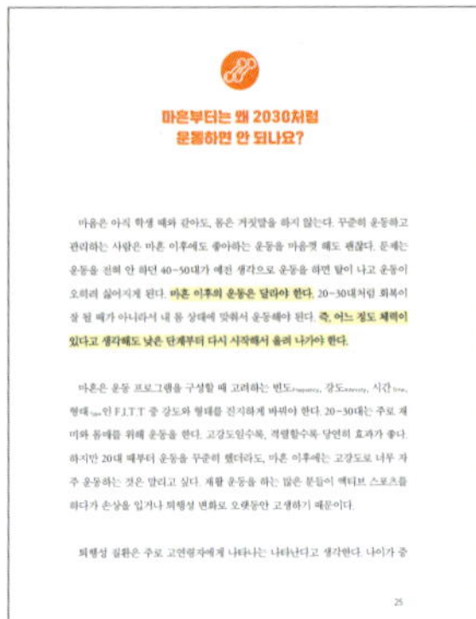

4050 세대들이 가장 궁금해하고, 놓치기 쉬운 질문들을 엄선하여 담았습니다. 건강 지식을 쌓고, 내 몸을 알아가는 유익한 시간을 가져보세요.

2

난이도별
일러스트로 동작
살펴보기

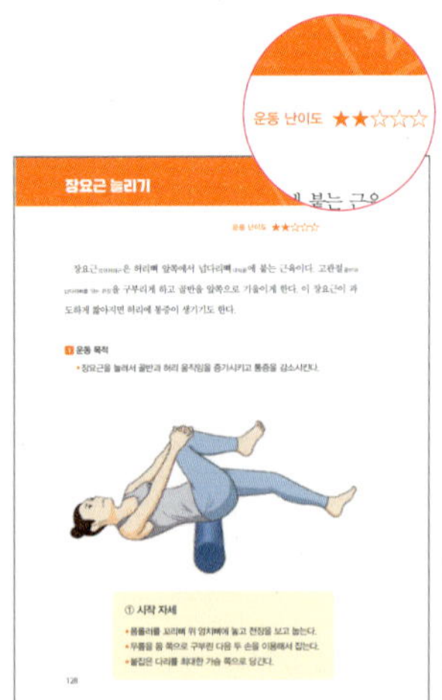

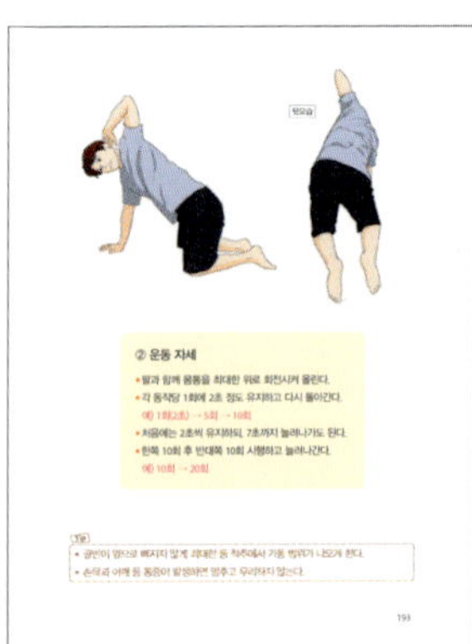

파트마다 나오는 운동 동작들을 따라 하기 쉽게 일러스트로 구성했습니다. 친절한 설명글도 함께 덧붙였으니, 이제 난이도별로 세밀한 동작들을 천천히 따라해 보세요.

3

요약 노트로
핵심 파악하기

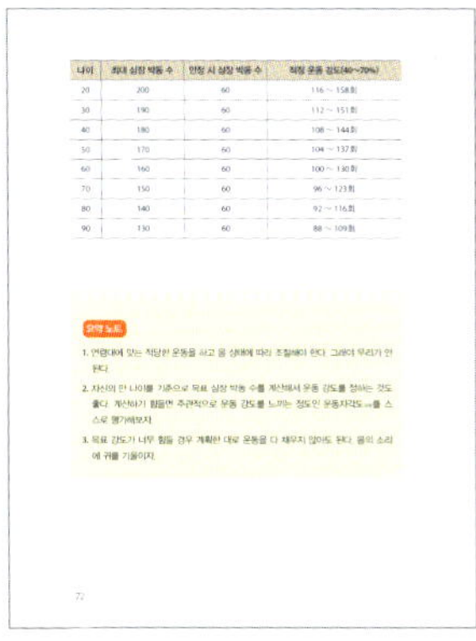

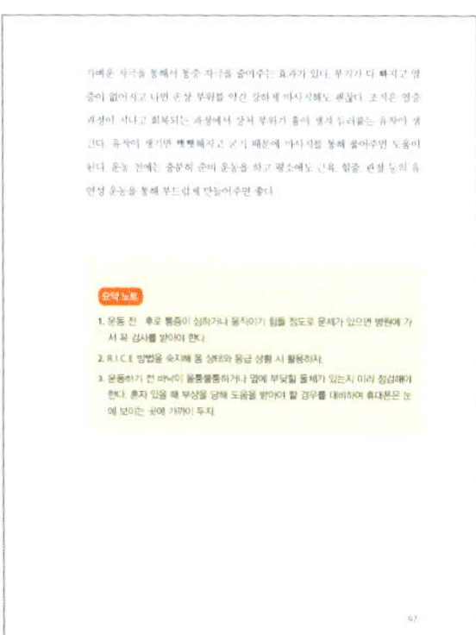

본문에서 반드시 알아두어야 할 핵심 내용을 〈요약 노트〉
에 수록했습니다. 운동에 관한 필수 이론과 상식을 한눈에
쉽게 살펴볼 수 있습니다.

4

내 몸 상태에 맞는
운동 따라 배우기

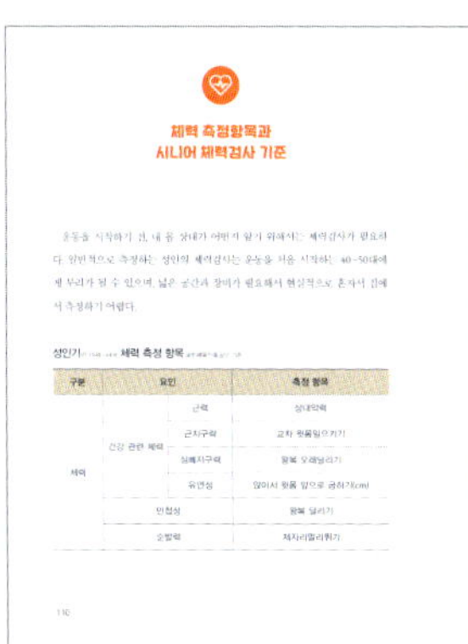

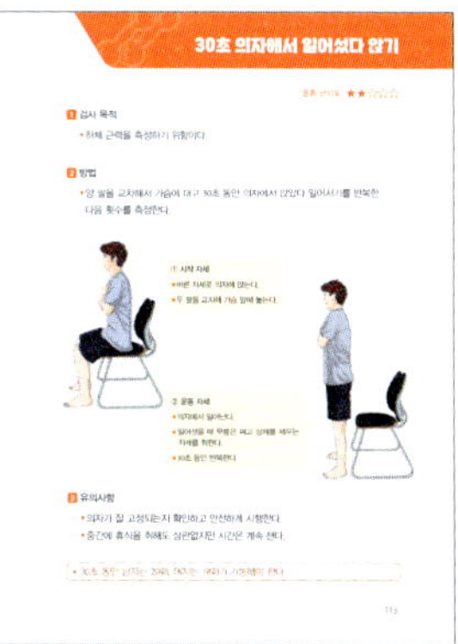

이 책을 통해 6가지 셀프 체력검사를 비롯한 유연성, 근력,
균형, 심폐지구력을 키우기 위한 운동을 익힐 수 있습니다.
내 몸 상태에 맞게 운동을 배워보세요.

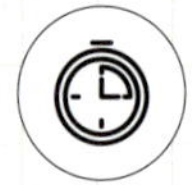 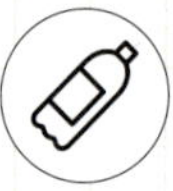 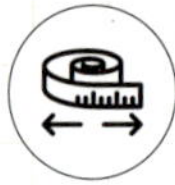  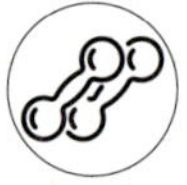 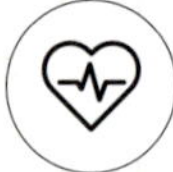

PART 1　노후가 두려운 내일모레 4050의 궁금증

4050에 맞는 운동 준비 체크리스트

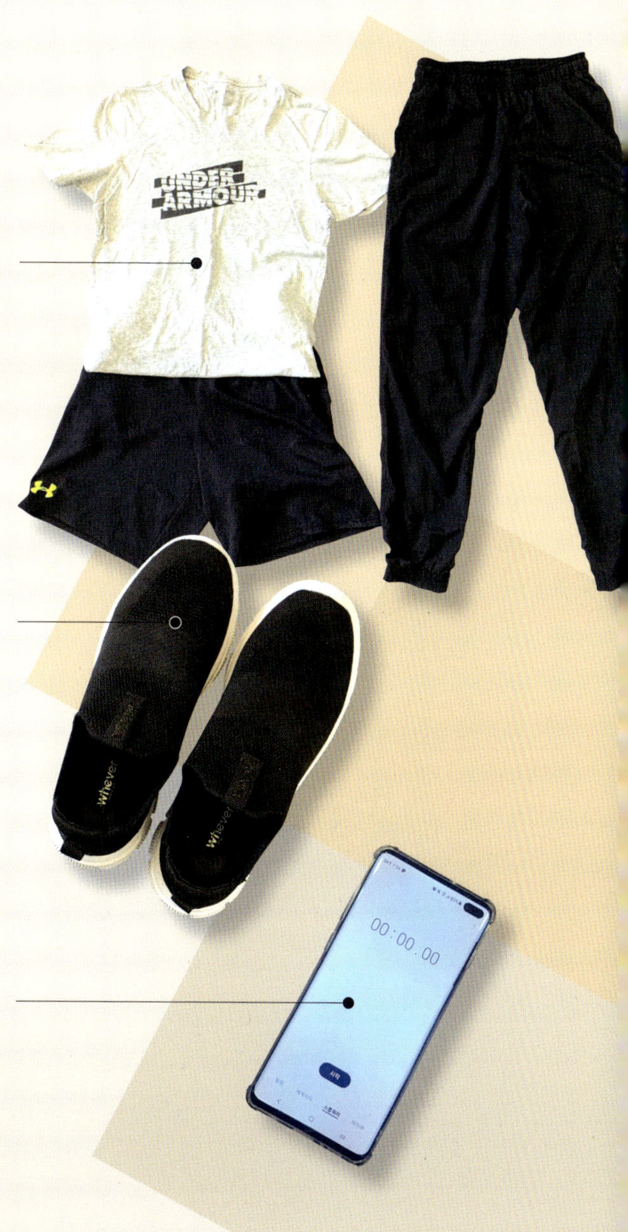

운동복

운동복은 반소매, 반바지, 트레이닝복 등 편안한 복장을 선택하자. 청바지나 몸에 꽉 끼는 불편한 옷은 피해야 한다. 동작이 잘 일어날 수 있고, 통기가 잘되는 소재의 운동복이 좋다.

신발

실내에서는 맨발로 하는 것이 좋고, 실외에서 심폐지구력 운동(걷기, 달리기, 계단 오르기 등)을 위해서 신발이 필요하다. 신발은 가볍고 편안한 운동화가 좋다. 뛰는 경우 신발 끈이 풀리지 않게 유의한다.

휴대폰 또는 시간 체크 기구

휴대폰에서 스톱워치 기능을 이용해 시간을 잰다. 또는 전자시계의 타이머 기능을 이용할 수도 있다. 시간 체크 기능이 쉽게 조작 가능한 기기일수록 좋다.

의자

등받이가 있고, 바퀴가 없는 견고한 의자
를 선택한다. 의자에서 일어섰다 앉기 동
작을 할 때 등받이가 없어 뒤로 넘어가거
나 의자가 움직이면 위험하므로 고정이
잘되는 단단한 의자가 좋다.

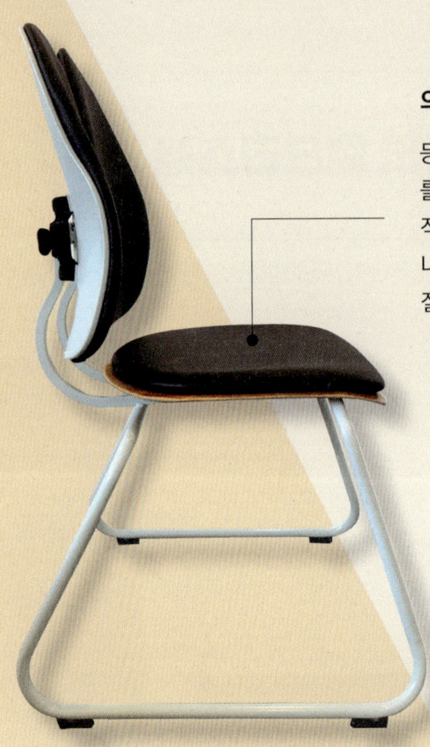

덤벨

덤벨은 0.5kg, 1kg, 1.5kg, 2kg, 3kg 등 가
벼운 무게부터 단계적으로 운동할 수 있
게 준비한다. 처음부터 무거운 무게를 들
지 않는다. 덤벨은 잡았을 때 미끄럽지 않
고 손에 잘 달라붙는 소재가 좋다. 보관을
위해 각이 져서 굴러가지 않는 덤벨을 권
한다.

운동 매트

운동 매트는 얇은 것보다 두께가 있는 것
일수록 좋다. 바닥에 무릎을 대거나 뛰는
동작에서 충격을 흡수해 손상을 줄여준다.
매트의 크기도 키와 어깨너비를 고려해
여유 있는 사이즈가 좋다.

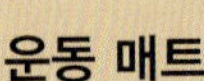

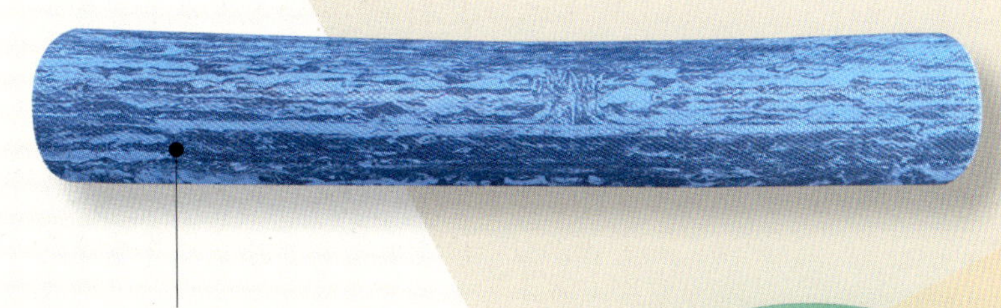

폼롤러

폼롤러는 긴 막대기 모양의 근육 이완 도구이다. 크기는 90cm가 좋다. 폼롤러 색깔과 모양에 따라 강도가 달라진다. 처음에는 파란색인 일반적인 폼롤러를 선택한다. 너무 딱딱하거나 울퉁불퉁한 폼롤러는 자극이 강한 장점이 있지만, 초보자는 아파서 운동을 피하는 경우가 많기 때문이다.

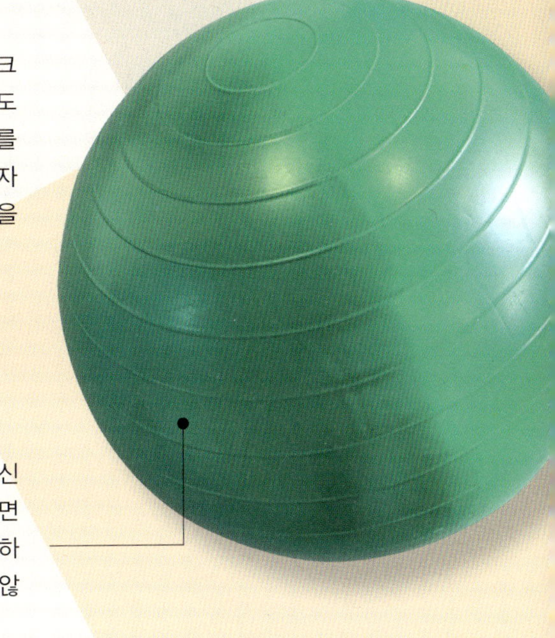

짐볼

짐볼은 55cm, 65cm, 75cm 사이즈가 있다. 자신의 체격에 따라 선택하면 된다. 체격이 크지 않다면 55cm 또는 65cm가 무난하다. 크기가 크면 보관하는 데 불편한 단점이 있다. 짐볼이 물렁물렁하지 않게 바람을 채워 넣어야 한다.

미니밴드

미니밴드는 발목과 무릎에 끼워서 하체 운동을 할 때 필요하다. 밴드 색깔에 따라 강도가 다르다. 약한 강도에서 강한 강도 순으로 운동을 늘려나가야 안전하다.

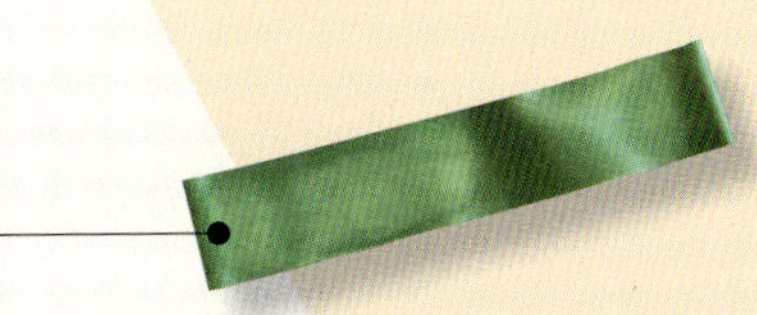

노후가 두려운
내일모레 4050의 궁금증

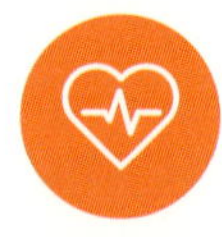

나도 모르게 내 몸이
고장 나는 시기가 정말 있나요?

서른만 돼도 몸은 가볍다. 밤새 술을 마셔도 조금만 자면 거뜬히 일어난다. 다음날 활동을 해도 크게 무리가 안 되고 다시 모임과 술자리를 가져도 시간 가는 줄 모른다. 주말에 가족 혹은 친구들과 어울리고 운동을 해도 금방 몸이 회복된다. 그랬던 몸 상태가 마흔이 다가올수록 슬슬 문제가 생긴다. 아침에 일어나기 힘들고 쉬어도 피곤하다. 술자리라도 한 번 가지면 예전과 다르게 2~3일은 몸이 축 늘어진다. 안 하던 운동을 하면 허리와 어깨가 아파서 가만히 있는 게 낫겠다는 생각마저 든다. 마흔, 뚜렷하게 아프지 않아도 몸에 변화가 생기는 나이다. 심각한 건 나도 모르게 서서히 고장 나기 시작한다는 것이다.

우리 몸은 20대 초반까지 성장하다가 점점 노화되기 시작한다. 30대 중반까진 괜찮다. 마흔이 넘어가고 나이가 들면서 배와 허벅지 등 몸 곳곳에 체지방이 쌓인다. 근육량도 줄어들고 근력도 감소한다. 계단을 조금만 올라도 숨이 차오르고 심폐지구력 기능이 떨어진다. 몸도 뻣뻣해지고 골밀도도 낮아지면서 뼈, 관절이 약해진다. 시각, 청각, 후각, 미각 등의 감각도 저하돼서 둔감해진다. 움직이지 않는 생활습관과 무절제한 식습관으로 만성 질환이 나타나기 시작한다.

고혈압, 고지혈증, 당뇨 등 남 일 같았던 만성 질환이 하나씩 생긴다.

체지방은 남녀 모두 나이가 들면서 증가한다. 보통 20세의 활동적인 남성의 체지방은 12~16%이다. 60세가 되면 19~26%까지 체지방이 증가한다.[1] 60세까지 안 가도 마흔 전에 체지방이 쌓인 사람이 많다. 체지방이 증가하면 활동하지 않는 근육에 지방이 쌓여 근력을 떨어뜨리는 원인이 된다. 상대적으로 근육 비율과 근력이 감소하는 셈이다. 20~30대에는 신진대사가 활발해서 운동을 안 해도 몸이 어느 정도 감당할 수 있다. 40~50대부터는 감당이 안 된다.

마흔 이후에는 골밀도가 감소하는데, 특히 40대 이후 여성은 남성보다 골밀도가 2배 이상 빠르게 줄어들고 매년 약 1.5~2% 감소한다. 여성은 폐경기를 거치면서 매년 3%까지 감소율이 증가한다.[2] 낮아진 골밀도는 뼈를 약하게 하고 골다공증으로 이어진다. 국민건강영양조사에 의하면 50세 이상 여성 10명 중 3명만 본인이 골다공증이 있다는 사실을 알고, 그 3명 중 1명만 치료를 받는다고 한다. 나도 모르게 뼈는 약해지는데 그 증상이 눈에 보이지 않기 때문에 알아채지 못하는 것이다.

뼈가 약해지고 골다공증이 생기면 골절이 생길 수 있다. 60세 이후 고관절골반과 다리뼈를 잇는 관절이 골절되면 합병증으로 1년 이내에 5명 중 1명이 사망한다고 한다.[3] 골다공증으로 인해 골절이 가장 많이 발생하는 부위는 '척추'다. 마흔 이후에 20~30대 때보다 이유 없이 키가 4cm 이상 줄어들었거나, 척추가 매우 구부정하면 골다공증 검사를 꼭 해봐야 한다.

연령이 증가하면 퇴행성 변화로 무릎, 척추와 같은 관절 부위에 퇴행성관절염이 흔해진다. 현장에서 운동을 지도하면 20~30대 때부터 무릎이 시리거나 발목, 허리가 불편한 사람들도 꽤 있다. 반복적으로 관절을 많이 쓰고 불균형으로 퇴행성관절염이 일찍 오는 경우다. 퇴행성관절염이 심하면 통증으로 인해 우리 몸이 움직이지 않게 된다. 계속 몸을 안 움직이다 보면 근육량이 줄어들고 근력이 약해지며 증상이 심해지는 악순환이 된다.

30대 중반 이후에는 근육량이 매년 1%씩 줄어들고 근력이 떨어진다. 앉아서만 생활하는 습관과 신체활동의 감소로 체중이 늘어난다. 체지방이 쌓이고 만성 질환의 위험이 높아진다. 근육의 질도 나빠져 몸이 뻣뻣해지고 수축력도 떨어진다. 마흔 이후에는 근육을 만드는 호르몬도 줄어들어 단백질을 챙겨 먹어도 근육이 잘 만들어지지 않는다. 근육량이 줄어들면 균형감각과 인지기능도 떨어진다. 적절한 운동을 통해 적극적으로 근육량과 근력을 키워야 하는 순간이 온 것이다.

40~50대의 생활은 60대 이후의 삶의 질을 좌우한다. 고령자의 고민인 5대 노년 증후군 근감소증, 노쇠(허약), 보행 장애, 낙상, 요실금이 일어나지 않게 준비해야 하는 시기다. 젊은데 그럴 리 없다고 생각하지만 우리 부모님을 보면 알 수 있다. 그 시기에 활기찼던 분들인데 연세가 들어 일상생활이 힘들고 도움이 필요하기 때문이다. 남의 일이 아니다. 마흔 이후를 어떻게 보내야 할지 진지하게 생각해야 한다.

운동하러 오는 분들은 어느 날 갑자기 체력이 떨어지고 아프다는 표현을 많이 한다. 마흔부터는 생활습관이 누적되어 문제가 나타나는 시기다. 탈이 안 나더라도 하나둘 나도 모르게 문제가 쌓이는 시기이기도 하다. 몸을 돌보지 못하면서 목, 허리, 어깨 등 근골격계 통증도 나타난다. 기력이 떨어져 병원에 갈 일이 잦아진다. 가는 세월이 야속할 겨를도 없이 만성 질환은 어느새 찾아온다. 따라서 병원 검진을 받고 약을 꼬박 챙겨 먹는 등 스스로 건강을 챙겨야 한다.

100세 시대를 외치지만 건강하지 못하면 무슨 소용일까. 노후를 병원에서 보내는 건 의미가 없다고 말하는 분들도 많다. 오래 사는 것도 중요하지만 살아가는 동안 건강 수명 건강하게 오래 사는 수명이 더 중요해진 셈이다.

한국인의 평균 수명과 건강 수명 건강보험심사평가원, 2016년 자료

구분	평균 수명	건강 수명	차이
평균	82.4년	66.3년	16.1년
남성	79.3년	65.3년	14.0년
여성	86.4년	67.3년	19.1년

2016년 건강보험심사평가원 자료에 의하면 평균 수명과 건강 수명의 차이가 16.1년이 나는 것을 보면 답이 보인다. 2018년 세계보건기구who가 발표한 건강 수명 조사는 더 희망적이다. 우리나라는 건강 수명이 73.0세로 9위로 나타났다. 1위는 싱가포르가 76.2세, 2위는 일본으로 74.8세로 나타났다. 요즘은 70대도 왕성하게 활동하고 80~90대인 분들도 독립적으로 생활하는 분들이 많다. 중요한 것은 마흔 이후로 개인의 건강 차이가 크다는 것이다. 따라서 마흔 이후

어떻게 생활하는지에 따라 오래 사는 것이 좋을지 나쁠지 결정된다.

요약 노트

1. 무절제한 식습관과 무리한 생활습관은 마흔 이후 퇴행성 변화와 노화를 가속화 시킨다.

2. 4050 습관은 60세 이후를 좌우한다. 건강수명을 위해 적절한 건강관리법을 알고 실천해야 한다.

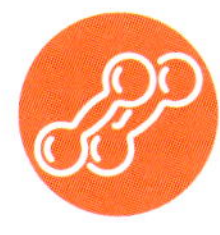

마흔부터는 왜 2030처럼
운동하면 안 되나요?

마음은 아직 학생 때와 같아도, 몸은 거짓말을 하지 않는다. 꾸준히 운동하고 관리하는 사람은 마흔 이후에도 좋아하는 운동을 마음껏 해도 괜찮다. 문제는 운동을 전혀 안 하던 40~50대가 예전 생각으로 운동을 하면 탈이 나고 운동이 오히려 싫어지게 된다. 마흔 이후의 운동은 달라야 한다. 20~30대처럼 회복이 잘 될 때가 아니라서 내 몸 상태에 맞춰서 운동해야 된다. 즉, 어느 정도 체력이 있다고 생각해도 낮은 단계부터 다시 시작해서 올려 나가야 한다.

마흔은 운동 프로그램을 구성할 때 고려하는 빈도Frequency, 강도Intensity, 시간Time, 형태Type인 F.I.T.T 중 강도와 형태를 진지하게 바꿔야 한다. 20~30대는 주로 재미와 몸매를 위해 운동을 한다. 고강도일수록, 격렬할수록 당연히 효과가 좋다. 하지만 20대 때부터 운동을 꾸준히 했더라도, 마흔 이후에는 고강도로 너무 자주 운동하는 것은 말리고 싶다. 재활 운동을 하는 많은 분들이 액티브 스포츠를 하다가 손상을 입거나 퇴행성 변화로 오랫동안 고생하기 때문이다.

퇴행성 질환은 고연령자에게 나타난다고 생각한다. 나이가 증가할수록 많이 사용하니 노화로 인한 퇴행성 변화가 당연하게 여겨졌다. 요즘 운동을 하러 오는 사람들을 보면 이 공식은 깨지고 있다. 20~30대뿐 아니라 10대도 목, 어깨, 허리, 무릎 등 근골격계 문제가 나타난다. 우리 몸은 나이와 관계 없이 많이 사용하면 퇴행성 질환이 생기고 통증이 생긴다. 이처럼 너무 몸을 많이 써서 문제가 되는 경우가 대부분이다.

마흔 이후에는 근육량이 줄어들어 근력이 약해지고 골밀도가 감소한다. 배가 나오고 허리둘레가 두꺼워지고 체지방이 증가하면 고혈압, 고지혈증, 당뇨병 등 만성 질환이 나타난다. 체중이 증가하면 허리 척추와 무릎 관절에도 영향을 미친다. 기초 체력이 떨어진 상태에서 20~30때처럼 운동을 하면 탈이 날 수밖에 없다. 고혈압이 있는 경우 호흡을 참거나 혈압이 올라가는 고강도 운동을 하면 문제가 생길 수 있다. 만성 질환이 있는지 건강검진을 통해 체크하고, 몸 상태에 맞춰 운동해야 하는 시기다. 따라서 고강도보다는 저강도로 시작해 중강도 운동을 충분히 한 후 고강도를 선택적으로 해야 한다.

40대 초반의 한 사무직 남성 A 씨는 20대 때 웨이트 트레이닝을 꽤 했다고 한다. 배가 조금 나오긴 해도 어깨가 넓고 건장했다. A 씨는 체력이 떨어진 것 같아 운동을 다시 시작했는데, 예전 몸을 생각하며 데드리프트★를 자주 했다. 뻣뻣해진 몸을 고려하지 않고 무리하게 운동하다가 결국 허리통증으로 고생했다. 20대 때 운동을 많

★ 데드리프트: 허리를 숙였다 일어나면서 목적에 따라 허벅지 뒤쪽 근육(햄스트링), 척추기립근, 엉덩이 근육(대둔근) 등을 동원하거나 동시에 강화시켜주는 운동.

이 했지만 몸을 충분히 풀고 적당한 운동을 했으면 더 좋았을 케이스였다. A 씨뿐만 아니라 40~50대에 운동을 다시 시작하거나 20~30대도 고강도로 자주 운동하는 사람들은 문제가 생길 수 있으니 조심해야 한다.

마흔 이후의 운동은 저·중강도 순으로 시작하자. 강도는 최대 심장 박동 수_{심장이 1분간 뛸 수 있는 최대 횟수}를 통해 나눈다.

운동 강도	심장 박동 수	신체 자각도(스스로 느끼는 주관적 느낌)
저강도	최대 심장 박동 수의 40~60%	옆 사람과 편하게 대화를 나눌 수 있다.
중강도	최대 심장 박동 수의 60~70%	이마에서 땀이 살짝 나거나 약간 숨이 찼지만 옆 사람과 대화는 가능하다.
고강도	최대 심장 박동 수의 80~90%	숨이 많이 차서 옆 사람과 대화하기 힘들다.

최대 심장 박동 수는 저강도로 시작해서 중강도 수준으로 하면 심장 박동 수를 서서히 올리면서 체온을 0.5~1℃ 상승시킨다. 저항 운동과 심폐지구력 운동을 통해 최대 심장 박동 수의 40~70%에서 근육이 활성화되고, 혈액순환이 되면서 신진대사가 활발해진다. 다만, 운동을 처음 시작하는 40~50대는 저·중강도도 고강도로 느낄 수 있다. 오래 앉아서 생활하거나 운동을 하지 않아 체력이 떨어진 사람들은 간단한 동작도 고강도로 느낀다. 실제로 현장에서 운동을 지도하다 보면 예상보다 기초 체력이 낮아 저강도 운동을 지속하면서 단계적으로 올려야 하는 분들이 많다.

운동을 하지 않아 기초 체력이 낮은 분들이 생각보다 많다. 그들은 하나같이 유연성 운동만으로도 고강도로 느껴질 정도라고 표현한다. 운동 강도는 심장 박동 수나 1RM 1회 최대 반복을 통해 수치상으로 운동 설정을 해야 하지만, 운동 초보자는 개인이 느끼는 신체 자각도를 살피며 운동하는 것이 좋다.

운동은 습관화하고 적응하는 시간이 필요하다. 운동 경험이 없거나 오랫동안 앉아 있는 40~50대 운동 초보자들은 저강도로 시작해서 중강도로 충분히 한 후 목적에 따라 고강도까지 해야 한다. 가능하면 저·중강도 운동을 하는 게 좋다. 고강도로 해서 손상이 나면 몸에 무리가 갈 수 있고, 손상으로 인해 통증이 발생하기 때문이다. 빠르게 운동 효과를 보겠다고 무리하는 것보다 천천히 운동 강도와 시간을 늘려보자.

★ 폼롤러: 근육 이완을 위한 긴 막대기 모양의 도구.

1. 2030 세대도 고강도로 무리하게 운동하면 문제가 된다. 운동할 때마다 본인의 몸 상태를 고려해 적절하게 해야 한다.

2. 단기간에 효과를 보려고 하면 탈이 난다. 욕심을 버리고 천천히 늘려나가자. 저강도부터 단계별로 난도를 올려 부상을 피하고 천천히 즐기는 운동의 매력을 느껴보자.

개인마다 몸 상태가
왜 다른가요?

사람마다 지금까지 운동 경험, 체력 수준, 가지고 있는 질환, 체형, 생활패턴 등 모든 것이 다르기 때문에 개인 맞춤형 운동이 필요하다. 선호도와 목표에 따라 운동은 더 달라진다. 마흔 이후의 운동은 20~30대의 재미를 위한 운동이 아닌, 건강 목적으로 운동 형태를 선택하거나 강도를 조절해야 한다. 특히 나이와 체력에 맞게 운동해야 탈이 안 난다. 처음 운동을 시작한다면 쉽게 따라 할 수 있고 안전한 운동이어야 평생 즐겁게 할 수 있다.

연령이 증가하면서 몸은 노화되고 매년 약 10%씩 체력이 감소한다. 마흔 살 이후에는 이를 받아들이고 기초 체력을 키우고 낮은 단계로 시작해야 한다. 통증과 만성 질환이 없는 건강한 사람은 일반적인 운동 가이드라인에 따라 일주일에 150분 이상 중·고강도로 할 수 있다. 운동을 꾸준히 했던 사람은 몇 회, 몇 분씩 하는 것이 가능하지만, 기초 체력이 낮거나 처음 운동하는 사람은 가이드라인을 꼭 지킬 필요는 없다. 따라서 운동에 내 몸을 맞추지 말고 내 몸에 맞게 운동해야 한다.

마흔 이후 특히 운동 초보자는 운동 지침보다 운동 강도를 스스로 판단할 수 있는 운동자각도RPE: rating of perceived exertion가 더 좋다. 운동자각도는 스웨덴 심리학자인 보그Gunnar Borg의 연구를 바탕으로 개발되었으며, 개발자의 이름을 따서 보그 척도Borg scale라고도 불리며 운동 현장에서 널리 쓰이고 있다. 운동자각도는 주관적으로 운동 강도를 느끼는 정도를 평가하기에 스스로 몸 상태에 맞게 조절할 수 있다는 장점이 크다. 운동 강도는 체력 수준과 운동 능력이 일치하지 않는 경우가 꽤 있다. 따라서 무리하지 않고 근골격계 손상을 줄이기 위해서는 운동자각도를 통한 강도 조절이 필요하다.

운동자각도

RPE 지수		호흡
6	No exertion at all	전혀 힘들지 않다.
7	Extremely light	매우 매우 쉽다.
8		
9	Very light	매우 쉽다.
10		
11	Light	가볍다.
12		
13	Somewhat hard	약간 힘들다.
14		
15	Hard(heavy)	힘들다.
16		
17	Very hard	매우 힘들다.
18		
19	Extremely hard	매우 매우 힘들다.
20	Maximal exertion	최대로 힘들다.

앞 표처럼 운동자각도는 '6'에서 '20'까지의 숫자로 표시된다. 6~20 범위는 건강한 성인을 대상으로 일반적인 심장 박동수HR: heart rate를 10으로 나눈 것이다. 6~20에서 10을 곱하면 목표로 하는 심장 박동수로 볼 수 있다. '힘들다Hard'라고 느끼는 정도인 15에서 10을 곱하면 심장 박동수는 150 정도다. 운동자각도는 심장이 뛰는 횟수를 직접적으로 측정하는 게 아니라, 운동 중 운동 강도에 대한 노력, 호흡, 감정적인 부분을 고려한 것이다. 정확하게 하려면 측정을 통해 강도를 설정해야 한다.

 정리하면 운동 중에 느낌이 어떻게 변하는지 온전히 집중하고 전체적인 느낌으로 판단한다. 처음에는 운동자각도를 통해 운동 강도를 스스로 체크해보자. 어느 정도 운동에 자신감이 생기고 과학적인 측정을 원하면 최대 심장 박동 수 또는 1회 최대 반복1RM을 통해 운동 강도와 목표를 정하면 된다.

계속 강조하지만, 우리가 마흔 이후에 고강도가 아닌 저강도로 운동을 시작해서 단계적으로 하는 이유는 운동의 부작용을 피하기 위해서다. 특히 통증을 유발하는 근골격계 손상은 운동 의욕을 떨어뜨린다. 발, 무릎, 허리, 등, 어깨, 목 등 통증이 있는 경우 질환을 고려해서 운동해야 한다. 같은 질환이라도 철저하게 내 몸 상태를 파악하고 맞춰서 해야 한다. '이 정도로 운동이 될까?'라는 생각이 들 정도로 신체를 가볍게 움직이는 간단한 체조부터 시작해도 좋다. '운동이 내게 도움이 되구나'라고 느끼고 습관이 될 때쯤 서서히 강도를 높여야 부상을 막을 수 있다.

TV나 인터넷 검색을 하면 하체 강화에 좋은 스쿼트*는 근육량을 늘리고 근력을 증가시키는 긍정적인 효과가 있다. 다만, 본인의 몸 상태를 고려하지 않고 무작정 따라 하면 몸이 쉽게 망가질 수 있으며, 깊게 쪼그려 앉는 딥스쿼트를 하고 무릎과 허리에 문제가 생기는 경우도 꽤 있다. 이렇듯 좋은 운동도 몸을 망치는 경우가 생기기 때문에, 제대로 배운 다음 내 몸 상태와 목적에 따라 해야 도움이 된다.

오랜만에 친구와 만나 한강을 따라 자전거를 타는 모습을 상상해보자. 오랫동안 꾸준히 해온 친구의 속도에 맞춰 운동하면 탈이 날 수밖에 없다. 몇 년 전 자전거를 탔더라도 그때를 생각하며 타면 안 된다. 몸이 변해있기 때문이다. 자전거를 타는 중에도 허벅지가 터질 것 같고 힘들다. 12~24시간 후에 생기는 운동 유발성 근육 손상 증상인 지연성 근육통이 오고 온몸이 뻣뻣해지면 그때서야 후회한다. 어기적어기적 걸으며 '내가 왜 했을까?'라고 자책해도 당분간은 손이 저절로 허벅지에 갈 것이다. 이렇듯 다른 사람에 맞추거나 비교하며 무리하게 운동해선 안 된다. 운동 시 '항상 내 몸 상태에 맞게 운동하기'를 기억하자.

★ **스쿼트:** 앉았다 일어나는 동작을 통해 허벅지와 엉덩이 근육 등을 전체적으로 강화시켜주는 운동.

비대칭 운동은
몸을 어떻게 망치나요?

　운동은 긍정적인 효과가 있지만 때론 비대칭과 불균형으로 할 경우 몸에 문제를 일으킨다. 운동 형태는 산소가 쓰이는 유무에 따라 유산소 운동과 무산소 운동으로 크게 나눌 수 있다. 운동 형태의 선호도에 따라 몸은 영향을 받는다. 또한 인체는 좌우, 전후, 상하인 3면과 축을 바탕으로 움직인다. 이 움직임을 통해 허리를 앞뒤로 구부리기도 하고, 몸통을 회전시키고 무릎을 구부렸다 펴는 동작이 가능하다. 골프, 축구, 달리기 등 운동을 할 때 더 다양한 움직임이 생긴다. 문제는 한쪽 방향 즉, 비대칭으로만 반복적으로 운동할 경우 누적이 돼서 통증과 움직임에 제한_{기능부전}이 나타난다. 운동 형태를 균형 있게 하고 움직임이 쓰이는 정도는 비대칭이 아닌, 전체적으로 균형 있게 몸을 써야 좋다.

　운동할 때는 산소가 필요하다. 산소는 입과 코 등을 포함한 기도와 폐를 통해 혈액으로 바뀌고 심장을 통해 전신으로 혈액순환이 일어난다. 어떤 운동을 하든지 유산소와 무산소 운동시스템이 쓰이지만, 비율에 따라 유산소 운동과 무산소 운동으로 분류한다. 걷기, 달리기 등의 유산소 운동은 심폐지구력과 전체적인 근지구력을 향상시키는 데 도움이 된다. 유산소 운동을 선호하는 사람은 비슷한 운동만 하는 경우가 많다. 무게를 드는 저항 운동인 무산소 운동을 따로 하지 않는다. 그래서 유산소 운동을 통해 심폐체력과 근지구력은 좋아지지만, 상대적으로 근력과 균형 능력이 부족하게 된다. 마흔 이후에는 매년 1%씩 근육량과 근력 또는 퍼포먼스_{수행력}가 감소하는 근감소증이 생기기 때문에 무산소 운동 형태도 필요하다.

20~30대는 몸을 만들기 위해 근육의 볼륨을 키우고 근력을 향상시키는 무산소 운동 형태인 저항 운동을 많이 한다. 40~50대도 무산소 운동_{저항 운동}만 하는 경우 불균형으로 비대칭이 될 수 있다. 저항 운동을 좋아하는 사람은 몇 시간이고 비슷한 형태의 운동을 반복한다. 예를 들어, 상체만 신경 쓰느라 하체는 등한시하는 분도 있다. 유산소 운동이든 무산소 운동이든 한쪽 운동 형태만 많이 하면 비대칭이 되고 균형이 떨어진다.

40대 초반 남성 C 씨는 달리기를 즐긴다. 가끔 42.195km를 달리는 마라톤을 나갈 정도로 기초 체력이 좋았다. 그런데 너무 자주 연습하고 대회에 나가다 보니 무릎이 안 좋았다. 흔히 보이는 케이스다. 문제는 C 씨가 무거운 물건이나 짐을 많이 나르는 일을 하는 것이었다. 근육을 오래 쓰는 힘인 근지구력은 좋은데, 무게를 드는 근력 운동은 따로 안 하다 보니, 일할 때마다 힘들어했다. 달리기도 좋지만 일을 할 때 도움이 되는 근력에 초점을 맞춰 운동해야 피로와 손상을 줄일 수 있다.

40대 중반 남성 D 씨는 근력 운동을 즐긴다. 무게를 올리면 성취감과 근력이 좋아지고 보기 좋은 몸을 만들 수 있으니 꾸준히 운동했다. 건장한 체격만큼 활기찼다. 하지만 D 씨는 몸이 뻣뻣하고 달리기를 할 때면 숨이 금방 차서 지치는 것이 문제였다. 대부분 일상생활도 그렇고 저항 운동은 근육이 짧아지는 형태단축성 수축, concentric contraction로 근육 수축이 일어난다. 따로 유연성을 위한 스트레칭이나 셀프 마사지를 하지 않으면 근육과 관절이 뻣뻣해진다. 굳은 몸이 충분히 풀리지 않은 아침에 평소 안 하던 과도한 동작을 하게 되면 허리를 삐끗하거나 어깨와 등에 담이 결리는 등 통증이 자주 생긴다.

운동은 평소 일하는 방식을 고려하여 균형을 이룰 수 있도록 유산소·무산소 운동 형태를 적절하게 해줘야 한다. 기초 체력을 세부적으로 봤을 때 유연성, 근지구력, 근력, 균형, 심폐체력 등이 균형을 이루어야 한다. 편식하듯 선호하는 운동만 하게 되면 마흔 이후에 비대칭과 불균형으로 고생할 수 있다. 내 몸에서 부족한 체력을 찾고 기초 체력이 적절하게 다 쓰일 수 있게 균형 있는 운동을 해야 더 건강해진다.

골프, 축구, 야구 등 스포츠 활동은 비대칭적으로 운동하게 되고 특정 근육만 과하게 쓰이게 된다. 골프는 양발이 지면에 닿아 있고 오른손잡이면 골프채를 오른쪽으로 최대한 돌려 몸통에 회전이 일어나고 다시 왼쪽으로 내리면서 회전하며 골프공을 친다. 골프 스윙을 더 살펴보면 비대칭이 일어날 수밖에 없다. 골프 스윙은 왼쪽 발을 축으로 무게 중심이 일어나서 체중이 더 실린다. 양쪽으로 체중과 몸통 회전이 동일하게 일어나지 않기 때문에 비대칭이 된다. 무리하거나 반복적으로 할수록 허리 통증을 기본이고 팔꿈치, 손목, 어깨, 무릎 등 근골격계 손상이 흔하게 일어난다.

요즘은 골프를 즐기는 사람들이 많기 때문에 운동 시작 전에 자신의 몸을 평가해봐야 한다. 앞서 설명한 대로 왼쪽에 체중이 실리면 고관절의 바깥 회전이 더 일어나고 왼쪽 골반이 올라가듯이 양쪽 불균형이 자연스레 생긴다. 골프에서 불균형을 막기 위해서는 유연성 운동을 자주 해주면 좋다. 뻣뻣한 상태에서 공을 치고 다시 균형 있는 운동을 하지 않으면 탈이 나기 때문이다. 비대칭이 일어나는 운동을 하지 말라는 것은 아니지만, 대칭으로 최대한 균형 있게 운동해야 통증과 손상을 막을 수 있다.

축구 또한 왼쪽에 체중을 지지하고 오른쪽으로 공을 찬다. 발의 안쪽으로 차거나 발등 바깥쪽으로 강하게 차기도 한다. 축구는 다리를 들어 올리고 방향 전환이 쉴 새 없이 일어나면서 고난이도의 기술이 필요한 운동이다. 문제는 대칭으로 균형 있게 찰 수는 없다는 것이다. 축구를 하는 동안, 양쪽을 번갈아 가면서 공을 차거나 몸을 스트레칭해가며 잘 푸는 사람을 본 적이 없다. 움직임이 잘되는 방향과 상황에 따라 비대칭이 생기므로 운동 전 또는 운동 후에 균형 있게 관리하고 운동해야 손상을 예방할 수 있다.

왼쪽을 많이 쓰면 오른쪽으로도 움직여서 운동하는 게 좋다. 반대쪽으로 운동해주는데도 통증이 있다면 전문가의 도움을 받아 비대칭을 교정해야 한다. 우리는 눈이 앞에 있어 앞쪽을 보고 회전하면서 움직이기 때문에 상대적으로 뒤쪽 근육에 취약하다. 뒤쪽에 중력을 이기는 항중력근들을 키울 필요가 있다. 상하체도 적절하게 쓰일 수 있게 운동해야 한다. 상체만 강조한 운동을 해서 허벅지와 종아리만 가늘거나 스쿼트, 런지 등 대표적인 하체 운동만 하고 상체만 약한 경우도 많다. 좌우, 전후, 상하의 균형이 맞게 대칭적으로 운동하자.

요약 노트

1. 마흔 이후의 운동은 대칭과 균형을 최우선으로 해야 한다. 유산소·무산소 운동 형태를 균등하게 하고, 기초 체력 중 유연성이 떨어지거나 근력이 너무 없거나 하는 등 부족한 부분을 찾아 보충해야 한다. 균형을 맞추고 비대칭을 대칭이 될 수 있게 노력해보자.

2. 스포츠를 할 때 비대칭이 생기므로, 안 쓰는 부분도 균형 있게 쓸 수 있도록 세심한 관리와 운동이 필요하다.

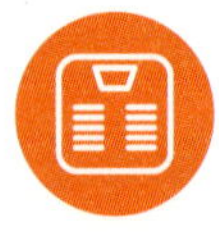

자세가 안 좋으면
몸은 어떤 변화가 일어날까요?

평소 일을 할 때 한 방향의 패턴을 사용하는 사람들이 많다. 시간이 지나면 특정 근육만 과하게 사용되고, 안 쓰는 부위는 계속 안 쓰게 된다. 이 상태에서 운동하면 비대칭으로 더 틀어진다. 근육과 관절이 뻣뻣하게 굳은 경우 동작이 안 일어나고, 계속 쓰는 부위는 오히려 과하게 쓰이면서 문제가 된다. 우리는 자세에 영향을 쉽게 받으므로, 안 쓰는 부위를 잘 쓸 수 있게 최대한 대칭으로 운동하고 관리해야 한다. 자세가 안 좋으면 몸은 탈이 난다. 운동하는 자세도 목표에 맞게 정확하게 해야 문제가 안 생긴다.

일상생활에서 자주 하는 동작은 건강에 영향을 준다. 자주 하는 동작이 오랫동안 쌓여서 자세를 만들고 이는 쉽게 변하지 않는다. 대표적으로 앉아 있는 자세와 서 있을 때, 걷는 자세만큼은 바른 자세를 알고 나쁜 자세를 피해야 한다. 그래야 운동할 때 틀어지지 않은 상태에서 자세를 취하기 쉽다. 바닥에서 운동하는 경우가 아니라면, 운동은 앉는 자세와 서 있는 자세를 기본으로 시작한다. 좋은 자세를 취하면 운동할 때 동작도 잘 나오고 효율성이 높아진다.

하루에 8시간씩 앉아서 일하면 24시간 중에 1/3을 앉아서 보내는 셈이다. 따라서 오래 앉는 자세는 체형에 영향을 준다. 점심시간과 화장실 갈 때 등 필요할 때가 아니면 대부분 앉아서 고정된 채로 있게 된다. 서 있을 때, 걸을 때 자세도 누적되어 몸에 영향을 미친다. 그럼 앉아 있을 때, 서 있을 때, 걸을 때 좋은 자세와 나쁜 자세에 대해 알아보자.

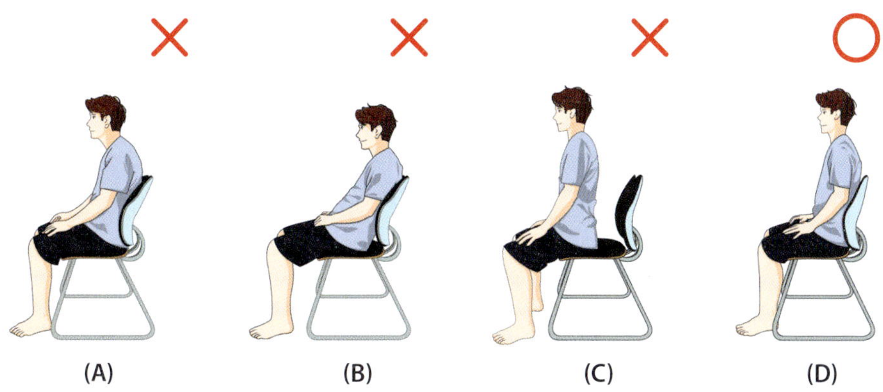

앉아 있을 때 좋은 자세

1. 먼저 발바닥 전체가 지면에 닿아야 한다.

2. 양쪽 허벅지가 11자가 되고 무릎 관절은 90도가 되게 한다.

3. 허벅지와 허리가 직각을 이루게 앉아야 한다.

4. 골반의 위치가 중요한데 몸의 중심과 수직이 되고 좌우 골반의 체중이 균등하게 앉아야 한다.

5. 가슴을 펴고 턱을 살짝 뒤로 당겨 등이 구부정해지지 않아야 한다(그림 D).

앉아 있을 때 나쁜 자세

1. 목과 어깨가 앞으로 나오고 등과 허리가 구부정해지면 척추에 무리가 간다 (그림 A).

2. 뒤로 눕듯이 앉으면 허리는 편해지지만, 목과 어깨에 부담이 가게 된다(그림 B).

3. 의자 끝에 앉아 허리를 꼿꼿하게 세우면 근육들이 긴장되고, 등받이가 척추에 실리는 부하를 분산시키지 못해 무리가 된다(그림 C).

4. 구부정하게 앉아 있으면 스쿼트, 런지, 데드리프트 등 대표 운동을 할 때 등이 잘 안 펴진다. 자세가 구부정해지면서 동작에 제한을 준다.

5. 너무 꼿꼿한 자세로 앉으면 운동할 때 허리 관절에 부담이 될 수 있다. 따라서 과하지도 덜하지도 않은, 적절하게 앉는 자세가 중요하다.

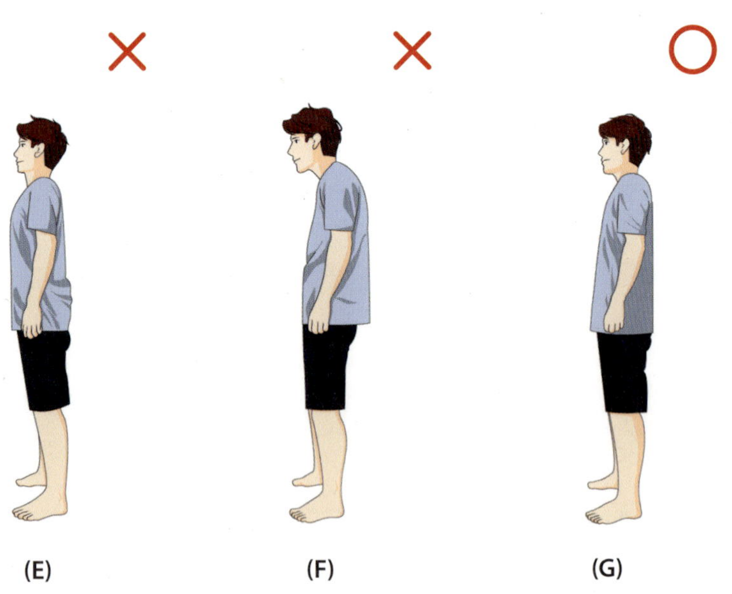

(E)   (F)   (G)

서 있을 때 좋은 자세

1. 턱을 뒤로 살짝 당기고 가슴을 펴고 어깨에 힘을 뺀다.

2. 허리가 약간 전만이 생기게 펴야 하고 과도하게 많이 젖히면 안 된다.

3. 아랫배와 엉덩이에 살짝 힘을 줘서 무게 중심이 흔들리지 않게 유지한다.

4. 좌우 발바닥이 지면에 균등하게 실려야 한다.

5. 무릎은 구부러지지 않게 자연스럽게 뻗는다(그림 G).

서 있을 때 나쁜 자세

1. 허리가 뒤로 과하게 젖히면 허리 근육이 뻣뻣해지고 무리가 간다(그림 E).

2. 상체가 한쪽으로 구부정하게 있다(그림 F). 앞뒤, 좌우 비대칭이 되면 발,
   무릎, 허리에 무리가 가고 통증이 생기기도 한다.

걸을 때 좋은 자세

1. 시선을 전방에 5~10cm 높게 둔다.

2. 가슴과 허리를 펴고 골반의 움직임이 일어나면서
   걸어야 한다.

3. 발은 발뒤꿈치부터 먼저 착지하고 발등은 위로 올
   린다.

4. 발바닥 전체가 고르게 바닥에 닿고 엄지발가락을
   밀어내듯 땅을 차고 걸어야 한다.

5. 아랫배에 힘을 줘서 중심이 흔들리지 않게 한다.

6. 팔꿈치를 구부리고 앞뒤로 힘차게 흔들면서 걷는다.

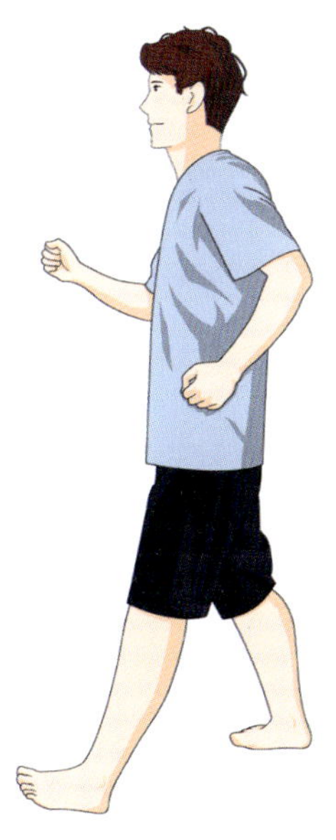

7. 양발은 옆으로 벌어지지 않게 11자로 유지한다.

8. 걷는 폭은 키에서 100을 뺀 숫자 예를 들어, 170cm인 경우 보폭은 70cm 정도로 자연스럽게 걷는다.

앉는 자세, 서 있는 자세, 걸을 때 자세를 바르게 해야 운동할 때도 동작이 잘된다. 척추가 구부정하면 상체를 펴고 하는 운동을 해야 할 때, 동작이 잘되지 않고 과도하게 허리를 젖히면서 몸에 무리가 간다. 또한 원래 목표로 했던 근육들의 효과가 떨어진다. 즉, 바른 자세는 운동할 때 도움이 되고, 나쁜 자세는 운동을 할 때 더 탈이 나게 한다.

바른 자세는 사람을 더 건강하고 당당하게 보이게 한다. 마흔 이후에는 일상생활과 운동할 때 자세에 신경을 쓰면 더 젊어 보이고 부상을 줄일 수 있다. 40~50대는 보통 한 자세로 오래 반복하면서 자세가 틀어져 있다. 몸의 균형이 깨져 그대로 발달되어 틀어진 상태에서 운동하면 여기저기 통증이 발생할 수 있다. 따라서 마흔 이후에는 일상생활에서 항상 자세를 신경 써야 한다. 운동 동작을 단 1회를 하더라도 최대한 바르게 자세를 유지하려고 노력하자. 잘못된 자세로 운동을 반복하면 충격과 부하는 본인이 겪는다. 그러니 자세에 신경 써보자!

1. 평소 앉기, 서기, 걸을 때 등 바른 자세를 신경 써야 한다.

2. 운동을 하나 배울 때도 정확한 자세를 취해야 한다. 구부정하거나 비대칭이 된 상태에서 운동하면 부상 위험이 높고 빨리 피로해진다.

3. 바른 자세를 꾸준히 유지한 사람은 건강하고 젊어 보인다. 턱을 당기고 가슴과 등을 펴서 생활하고 운동하는 습관을 들이자.

운동 중독은
노후에 어떤 영향을 미치나요?

중독은 안 좋다. 운동 중독도 마찬가지다. 운동 중독의 문제점 중 하나는 운동할 때는 좋은데, 나도 모르는 사이에 몸이 하나둘 망가지기 시작한다는 점이다. 이는 건강해지려 했던 운동이 노후에 통증과 움직임이 줄어드는 기능을 제한시켜 고생할 수 있다. 운동 중에는 '베타엔도르핀'이라는 호르몬이 분비되는데, 이 호르몬에는 강한 진통 효과가 있다. 운동 중 베타엔도르핀이 분비되면 통증이 있어도 이를 느끼지 못하고, 행복감과 쾌감만 느끼게 된다. 그래서 아파도 끝까지 참고 운동을 계속하게 만드는 것이다. 따라서 몸이 서서히 망가지는 줄도 모른다.

예전 스포츠 재활 병원에서 일할 때의 일이다. 내 담당이었던 40대 중반의 여성 E 씨는 철인 3종★을 준비하다 몸이 탈이 나서 재활을 위해 병원을 찾아왔다. 발바닥, 무릎, 허리, 어깨, 목에 통증이 있었고 손상이 심각한 상태였다. E 씨는 처음에 웨이트 트레이닝을 하면서 힘도 생기고 몸매가 좋아지니 운동을 더 하게 됐다고 한다. 동호회에 가입하고 운동하다가 철인 3종 경기 준비를 위해 운동량을 대폭 늘리고 준비하다가 문제가 된 것이다.
운동하는 도중에 통증이 있지 않았냐는 질문에 E 씨는 "통증이 있어도 기분이 좋아서 대수롭지 않게 생각했다."라고 말했다. 관리하면 문제가 안 될 거라 여긴 것이다.

★ 철인 3종: 하루에 수영, 사이클, 마라톤 세 종목을 연속해서 하는 경기.

과훈련증후군overtraining syndrome은 운동을 과도하게 많이 해서 온몸이 피곤해지는 증상을 말한다. 과훈련증후군에 걸리면 운동 후 아침에 일어나면 몸이 무겁고 우울하고 답답해진다. 평소 안정 시 맥박수보다 10% 이상 많으면 과훈련증후군으로 볼 수 있다. 적절한 회복 없이 고강도 운동을 계속하거나 스트레스 요인이 더해져 일어난다. 근육과 관절을 장시간 많이 사용하기 때문에 근육이 피로해지고 관절에 문제가 생겨 통증이 발생하게 된다. 과훈련증후군은 강박적으로 운동을 해야 한다는 일반인과 하루 4시간 이상 운동하는 선수에게 흔하다.[4] 따라서 매일 운동하기보다는 운동 시간과 강도를 적절히 조절해야 한다.

부상을 입은 선수들을 대상으로 조사한 결과, 다칠 때 컨디션이 대부분 안 좋았다고 한다. 선수도 일반인도 컨디션이 중요하다. 운동으로 컨디션이 좋아져야 하는데 과하면 오히려 탈이 날 수 있다. 하루에 4시간 이상 운동하거나 운동에 대한 강박을 가진 경우 과훈련증후군이 일어나기 쉽다. 그래서 마흔 이후에는 무리하지 않고 건강을 위해 적당히 운동해야 하며, 무리라고 생각되면 운동량을 줄이고 충분한 휴식을 취해야 한다. 운동을 매일 하기보다는 주 3~5회 정도로 운동 강도의 조절도 필요하다.

50대 초반의 남성 F 씨는 40대까지 일만 하다가, 뒤늦게 운동의 매력에 빠져 웨이트 트레이닝과 등산을 즐겼다. 처음에는 운동할 때 컨디션이 좋았는데, 시간과 양을 늘렸더니 더 몸이 무겁고 아침에 피곤하다고 했다. 입 주위가 부르트는 증상인 헤르페스 감염도 나타나고, 밤에 잠도 잘 자기 힘들다고 했다. 전형적인 과훈련증후군의 사례다. 다행히 무릎과 허리는 재활 운동을 하고 관리하는 법을 배워 회복되었다. 휴식의 중요성을 깨달은 F 씨는 무리하지 않고 운동한 덕분에 재활을 잘 마칠 수 있었다.

건강하고 활기찬 생활을 위해 시작한 40~50대의 운동이 너무 과하면 운동 중독과 과훈련증후군으로 오히려 고생하게 된다. 여기에 미세손상이 쌓이고 반복되면 몸에 충격이 온다. 관절, 힘줄, 연골 등 조직에 염증이 생기고 만성화되면 빠른 회복은 더 멀어진다. 즉, 통증을 달고 사는 것이다. 만성통증은 정말 괴롭다. 앞으로 40~50년의 평균 수명이 남았는데 걸을 때도 힘들고 아파서 의욕이 떨어지면 삶의 질은 나빠질 수밖에 없다.

운동을 적절하게 할 경우 남성은 8년, 여성은 9년 정도 더 젊은 상태로 살 수 있다고 한다. 반대로 운동을 과도하게 했을 때 수명이 더 짧아진다는 연구 결과가 있다.[5] 운동하는 이유가 더 건강하고 젊게 살려는 것인데 무리해서 몸을 망칠 필요가 있을까? 오히려 수명이 짧아지고 건강에 해가 된다면 진지하게 고민해볼 필요가 있다. 오래 사는 수명도 중요하지만 '건강하게 오래 살기'가 운동의 목표임을 잊어선 안 된다.

1. 운동 중독은 근골격계 문제뿐만 아니라 심리 상담이 필요할 수 있다. 무리한 운동을 피해야 노후에 고생을 안 한다.

2. 과훈련증후군은 아침에 쉽게 피곤해지고 컨디션 저하 등의 증상을 동반한다. 핵심은 휴식을 잘 취하고 적당히 건강하게 운동하는 것이다.

너무 유연해도
문제가 될까요?

60대 중반의 여성 G 씨는 수업 시간보다 일찍 도착해서 대기하다가, 앞 수업의 40대 후반 남성이 발끝 닿기가 안 되는 걸 보고 의아해했다. 자기보다 젊은 사람의 손끝이 지면에서 20cm 떠 있을 정도로 뻣뻣하니 안타까웠던 것이다. 짧으면 조금씩 늘리면 된다. 근육과 관절이 부드럽게 늘어나면 시원하고 근력도 좋아진다. 나는 G 씨에게 "몸이 너무 유연하면 문제가 될 수 있습니다."라고 설명했다. 깜짝 놀란 그녀는 "유연하면 오히려 좋은 거 아닌가요?"라고 되물었고, 나는 답했다. "유연하면 물론 좋지만 너무 유연해도 문제고 너무 뻣뻣해도 문제입니다."

몸이 유연하면 대부분 좋지만 너무 유연해도 문제가 된다. 해부학적으로 관절마다 움직이는 각도가 있는데, 관절은 다 일정 방향으로 가동 범위ROM: rang of motion가 있다. 다음 그림은 어깨관절의 가동 범위를 나타낸다. 팔을 앞으로 들어 올리는 각도굴곡가 180도까지 나온다. 170도까지만 나와도 일상생활을 하는 데 불편함은 없다. 오십견으로 90도까지만 앞으로 올리는 굴곡이 나오면 머리를 감거나 옷을 입을 때 제한된다. 너무 유연하다는 것은 어깨 관절의 각도가 200도 나오는 것처럼 가동 범위가 과도하게 늘어나는 것을 말한다.

어깨 관절 운동 범위

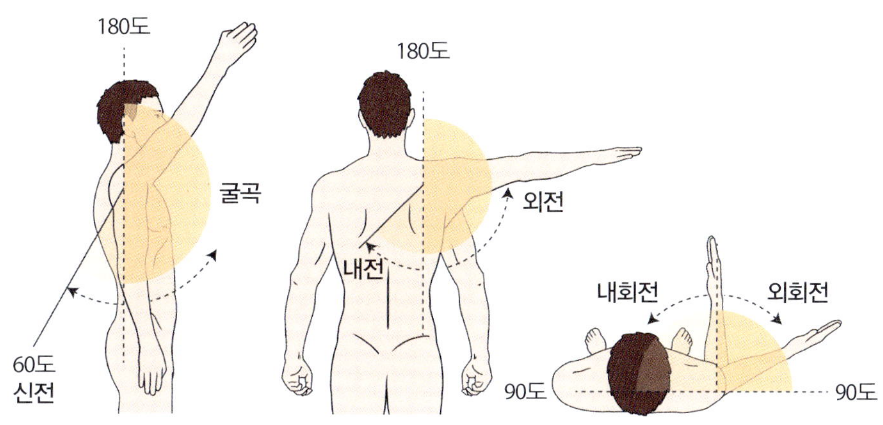

보통은 근육도 짧아지고 굳어서 관절이 뻣뻣한 경우가 많다. 사람들은 뻣뻣한 관절을 늘리기 위해 근육을 풀고 스트레칭을 한다. 가동 범위를 늘리면 당기는 느낌과 함께 약간의 통증이 일어나지만, 시원하고 움직임이 잘 나온다. 그런데 왜 너무 유연하면 문제가 될까? 관절은 손상이 최소화되는 위치에서 움직이는데, 이를 벗어나면 다른 조직들이 제대로 일하지 못한다. 또 안에서 다른 조직과 부딪히면서 손상이 일어나므로 너무 유연해도 문제가 되는 것이다.

해부학적인 관절의 가동 범위보다 과도하게 벗어나면 무조건 통증이 생길까?
꼭 그렇지는 않다. 예를 들어, 투수는 어깨관절이 바깥으로 회전하는 각도가 100도 이상 나오는 경우가 대부분이다. 일반적으로 80~90도가 나오면 되는데, 이보다 과도하게 나오는 것이다. 어깨의 가동 범위가 넓어야 움직임이 증가하면서 공을 던질 때 더 빠르고 멀리 던질 수 있다. 물론 어깨뿐만 아니라 다른 관절의 범위도 함께 움직인다. 문제는 늘어난 가동 범위만큼 어깨관절이 원래 있어야 할 위치에서 움직이려면 뼈, 근육, 힘줄, 인대 등이 더욱 잘 쓰여야 한다.

가동 범위가 늘어나면 움직임은 잘 나오지만 잘 잡아주는 안정성은 상대적으로 떨어진다. 과도하게 유연해도 안정성이 있으려면 근력과 근지구력이 더 좋아야 하고 균형, 협응성, 파워 또한 좋아야 한다. 즉, 안정성을 유지하려면 더 운동을 해야 한다. 그렇지 않으면 몸에 부상을 달고 살게 된다. 예를 들어, 체조선수나 무용수들은 정말 몸이 유연하다. 무대나 대회에서는 우아하고 놀라운 경기력을 보여주지만, 무대 뒤에서는 병원도 다니고 테이핑도 감고 다니며 고생한다.

유명한 피겨스케이팅 선수도 어렸을 때부터 병원에 다니면서 치료도 받고 재활하면서 계속 운동을 했다. 이렇게 관절을 많이 쓰면 퇴행성 변화가 생기고 골격이 틀어지는 고통이 따른다. 직업적으로 해야 하는 경우를 제외하고 통증이 생길 만큼 유연해지기 위해 노력하는 것은 권하고 싶지 않다. 젊었을 때부터 스트레칭을 꾸준히 해서 유연성이 좋은 사람들도 있다. 20대부터 유연성 운동을 해서 40~50대에도 꾸준한 자기 관리로 다리 찢기를 잘하거나 바닥에 손바닥이 닿는 사람도 꽤 있다. 이는 꾸준히 해왔기 때문에 상대적으로 아프지 않고 유연한 것이다.

꾸준히 유연성 운동과 근력, 근지구력, 균형 운동을 하면 해부학적 관절 가동 범위 이상으로 유연해도 문제가 안 된다. 다만, 다리 찢기나 과도하게 유연성을 늘리는 것은 권하고 싶지 않다. 마흔 이후에 운동을 시작하는 분들은 유연성이 떨어지는 경우가 많다. 유연성을 늘리되, 일상생활과 운동하는 데 무리가 되지 않게 적당하게 하는 편이 낫다. 60대가 넘어가면 근감소증*이 더 일어난다. 골밀도와 근육량이 줄어들어 몸이 약해져 있는데, 너무 유연하면 관절 주위를 안정적으로 못 잡아서 더 힘들 수 있다. 우리 몸은 뭐든 '적당한 것'을 좋아한다는 사실을 간과하지 말자.

요약 노트

1. 유연성은 관절의 해부학적 가동 범위 내에서 끝까지 움직이는 것이 좋다. 유연성을 확보한 후에 운동해야 안전하다.
2. 팔다리와 척추는 안정성을 위해 덜 유연해야 할 때도 있다. 항상 내 몸 상태에 귀를 기울이고 과하지 않게 운동하는 게 좋다. 많이 쓰면 닳아질 수밖에 없는 게 우리 몸이기 때문이다.

★ **근감소증**: 노화로 근육량과 근력 또는 기능이 줄어드는 상태.

걷기만 해도
백세 시대를 준비할 수 있을까요?

걷기만 해도 백세 시대를 준비할 수 있을지의 답은 반은 맞고 반은 아니다. 걷기는 심폐지구력과 근지구력을 키우는 데 매우 적합한 운동이다. 그만큼 보행 능력은 100세 시대까지 요구된다. 앞서 반반이라고 한 이유는 60대가 넘어가면서 근감소증이 생기기 때문이다. 큰 근육 위주로 근력 운동과 균형 운동이 꼭 필요하다. 근력 운동을 하지 않아도 80~90대까지 걷는 분들도 있지만, 활기차게 건강 수명을 늘리기 위해서는 늦어도 60~70대에 근력 운동과 균형 운동을 해야 한다. 마흔부터 시작하면 더 좋다.

걷기의 긍정적인 효과는?

1. 비용이 따로 들지 않으며 누구나 쉽게 할 수 있다.

2. 혈액순환을 통해 신진대사를 촉진시킨다.

3. 체지방을 줄이고 다이어트 효과도 있다.

4. 생활습관이 만성 질환으로 이어지는 당뇨, 고혈압, 고지혈증 등의 조절도 가능하다.

5. 스트레스를 감소시키고, 인지 기능을 향상시킨다.

6. 사람의 하체 근육은 전체의 약 70%가 몰려 있어, 걷기로 어느 정도 선까지 근력과 근지구력 향상시킬 수 있다.

효율성이 높은 운동 중에 걷기만한 게 없다만, 매일 걷기가 노화 예방을 막을 수 있는지에 대해서는 의문이다. 일본 아이치현 주민을 대상으로 걷기가 노화를 늦추는 데 효과가 있는지 연구했다. 그 결과 6년간 걷기를 꾸준히 했어도 악력은 11%, 등의 근력은 25%, 심폐 기능은 12%, 수직 뛰기는 20% 오히려 감소했다.[6] 열심히 걷기만 하면 건강할 수 있다는 사실에 찬물을 끼얹는 결과였다.

60~70대 중 걷기만 매일 1시간 이상씩 하는 분도 꽤 있다. 어떤 분들은 2시간씩 공원을 걷기도 한다. 가만히 앉아 있는 것보다 걷는 것이 낫지만 잘못된 방법으로 많이 걸으면 오히려 몸을 망친다. 발바닥에 족저근막염이 생기고, 무릎에 퇴행성 변화가 일어난다. 허리에도 영향을 줘서 통증이 생기고 거동이 불편해진다. 아프지 않고 건강하게 생활하고, 가고 싶은 곳을 마음대로 가기 위해 꾸준히 걸었을 뿐인데 안 좋은 결과를 낳게 되는 것이다. 이렇듯 아프지만 잘 걷는 상황이 생기게 된다.

걷기 운동을 통해 체력은 어느 정도 강화되지만 아쉬움이 있다. 심폐지구력과 근력이 어느 정도는 향상되지만 근감소증이 본격화되기 전에 큰 근육 위주로 근력 운동을 해야 한다. 뻣뻣해진 종아리, 허벅지 근육을 부드럽게 풀어주면서 걷기를 하면 더 좋다. 균형 감각과 파워를 길러줘야 걷다가 돌부리 살짝 걸려도 빠르게 반응해서 낙상을 피할 수 있다. 40~50대에는 걷기 운동과 함께 근력, 균형,

유연성 운동을 병행해서 백세 시대를 적극적으로 준비해야 한다.

걸음걸이를 보면 현재의 건강 상태를 알 수 있다. 또한 앞으로 낙상, 인지 기능 저하, 무릎과 허리 통증과 같은 근골격계 문제 등을 예측할 수도 있다. 보폭이 좁아지거나 느려지고 등과 허리가 굽어서 무게 중심이 앞으로 가 있거나, 발끝이 위로 잘 올라가지 않고 걸음에 힘이 없으면 경고 신호로 본다.

50대 초반의 여성 H 씨는 근력이 약해서 발목이 위로 올라가는 등 구부정한 상태로 힘없이 걸었다고 한다. 바닥이 약간 올라온 것을 미처 파악하지 못하고 걸려서 손바닥을 땅에 짚으면서 손목 골절이 되었다. 보행과 관련된 하체 근력과 균형 능력이 있었다면 낙상을 피할 수 있었을 텐데 안타까웠다. 50대 초반이었는데도 낙상이 생긴 것이다. 아주 간혹 30대도 낙상이 일어나 고생하는 경우를 드물게 본다.

보행 능력을 향상시키기 위해서는 어떻게 해야 할까?

첫째, 바른 걸음걸이를 배워야 한다. 앞의 걸을 때 좋은 자세(43쪽 참고)를 다시 살펴보자.

둘째, 하체 근력을 강화해야 한다. 발목을 들어 올리는 근육전경골근과 고관절을 올리는 근육장요근 운동이 필요하다. 앞쪽 허벅지 근육대퇴사두근과 엉덩이 근육대둔근, 중둔근과 같은 큰 근육도 강화해야 한다.

셋째, 보폭을 10cm 더 넓게 딛는다. 보폭이 넓어지면 걷는 속도가 증가하고 하체 근육이 더 활성화된다. 주의할 점은 좁은 보폭을 갑자기 넓히면

금방 피곤해져서 오래 걸을 수 없다는 점이다. 좋은 방법은 넓게 걷다가 보통으로 다시 걷기를 교대로 하면 한결 낫다.

백세 시대에 보행 능력은 더 중요해졌다. 가족과 다른 사람에게 의지하지 않고 독립적으로 가고 싶은 곳을 내 의지로 간다는 것은 자신감과 자존감도 올라간다. 그러니 항상 좋은 자세로 걸으려고 노력해야 한다. 처음에는 의식적으로 해야 되지만, 우리 몸의 신경계는 중추패턴발생기CPG: Central Pattern Generator 라는 부분이 있어 어느 순간 보행을 자연스럽게 습득시킨다. 간단히 말하면 의식하지 않아도 바르게 걷게 되는 것이다. 우리가 바르게 걷는 습관을 길러야 하는 이유가 여기에 있다.

요약 노트

1. 걷기는 누구에게나 중요하고 필요한 운동이다. 더해서 40대 이후의 걷기는 보폭을 늘리되, 근력 운동과 균형 운동을 추가해 꾸준히 잘 걷고 활동해야 한다.
2. 독립적인 생활을 위해 걷기와 걷기를 더 잘하기 위한 운동들이 필요하다.

운동 중 통증이 발생한다면
어떻게 해야 하나요?

운동 중에 통증이 발생하는 경우가 있다. 통증이 생긴다면 일단 멈춰야 한다. 통증은 '우리 몸에 문제가 생겼으니 조심해!'라는 경고 신호로 받아들이자. 통증의 원인은 다양하지만 운동 중에 생기는 통증은 염증이 생겼거나 조직 손상으로 일어난다. 아픈 것을 참고 운동하면 이내 괜찮아진 것 같지만, 운동 후에 더 문제가 된다. 힘줄, 연골, 근육, 관절 등 조직의 문제가 왜 일어나는지 원인을 찾아 해결해야 한다. 운동 후에 일어나는 운동 유발성 근육 손상으로 인한 통증은 시간이 지나면 회복이 된다.

몸은 평소 통증이 없지만 근육이 뭉쳐있거나 힘줄에 무리가 가 있는 경우가 흔하다. 마사지와 스트레칭으로 풀어주고 근력 강화를 통해 손상 관리를 해주면 좋지만 전문적으로 개인이 하는 경우는 드물다. 운동 중 넘어지거나 부딪히는 외상으로 인해 통증이 생기는데, 대부분은 기능적으로 몸 상태가 저하되거나 불균형된 상태에서 문제가 발생한다. 불균형된 몸 상태에서 운동하는 도중 갑자기 방향을 틀거나 과하게 힘이 실리면 탈이 나게 된다.

예를 들어 무릎에 통증이 생기고 아픈 주변으로 혈액이 몰려 붉어지고발적, 열이 나면서발열, 부어오르고부종, 무릎을 구부렸다 폈다 하는 동작이 안 되면기능 제한 염증을 의심할 수 있다. 염증은 '발적, 발열, 부종, 통증, 기능 제한'의 5대 증상을 보이는데, 이는 어떠한 자극에 대한 생체조직의 방어반응이기 때문에 회복을 위해 필요하다. 문제는 더 심해지지 않도록 하는 것이다. 염증이 있는 부위에 냉찜질을 하거나 쉬면서 적절한 관리를 하면 회복이 잘된다. 극심한 통증이 있거나 일주일 이내에 통증이 가라앉지 않고 계속 불편한 경우에는 병원에서 진료를 받아야 한다. 급성 염증은 회복이 잘되지만, 만성인 경우 오랫동안 고생하기 때문에 운동 중 통증이 계속 반복되면 반드시 적절한 치료를 받아야 한다.

우리 몸은 통증이 생기면 통증을 피하고자 다른 동작을 취하는 보상 작용을 일으킨다. 통증을 무시하고 그냥 넘어가면 통증을 피한 위치로 적응하게 되며, 통증을 피한 위치로 자세가 틀어지면 체형이 바뀌고 원래 아픈 부위뿐만 아니라 다른 부위도 아프게 된다. 왼쪽 발목 인대를 삐끗한 사람은 오른쪽으로 체중을 싣고 걷는다. 계속 오른쪽에 체중이 실리면 무릎과 고관절에 무리가 가기 시작하고 허리 통증까지 일으키게 된다. 이처럼 한 부위의 문제가 도미노처럼 다른 부위로 이동하는 경우는 흔하다. 따라서 운동 중 통증이 있다면 원인을 해결하기 위해 치료를 받고 균형 있게 몸 상태를 관리해야 한다.

운동 후에 통증이 나타나는 경우는 앞서 설명한 '조직 손상'과 '운동 유발성 근육 손상'으로 구분할 수 있다. 운동 유발성 근육 손상은 익숙하지 않거나 근육이 길어진 상태로 수축신장성 수축이 반복되면 근섬유 단위에서 손상이 일어나는 것을 말한다. 운동 후 바로 통증이 일어나지 않고 보통 12~24시간 후에 나타나는 특징이 있다. 오랜만에 등산을 했는데, 그다음 날 허벅지와 종아리에 극심한 통증을 느끼는 경우 운동 유발성 근육 손상이라 보면 된다.

운동 유발성 근육 손상은 지연성 근육통12~24시간 후에 나타나는 통증, 근력 약화, 관절의 뻣뻣함, 붓는 증상이 생긴다. 운동 후 72시간까지 통증이 심하지만 이후에는 통증이 자연스럽게 없어진다. 현미경으로 근육 조직을 들여다보면 피멍과 미세한 파열찢어짐이 보인다. 통증이 사라져도 안에서 손상이 남고, 심지어 회복되어도 뭉치고 굳기 때문에 근육의 기능이 떨어진다. 이러한 현상이 누적되어 심한 경우 파열될 수 있으니, 스트레칭을 통해 근육을 부드럽게 풀어주어야 한다.

재활 운동할 때 통증이 있어도 참아야 하는 경우가 종종 있다. 예를 들면, 오십견이나 무릎 인대에 손상을 입은 후 오랫동안 안 움직여서 굳은 경우 치료를 목적으로 한 운동은 통증이 동반된다. 이때 나타나는 통증은 조직이 굳은 것을 풀어주면서 나타나므로 무해하다. 따라서 치료사에 의해 운동하는 경우는 안전하다. 반대로 혼자서 운동하는 경우 의사나 치료사에게 올바른 방법과 주의사항을 충분히 듣고 실행해야 한다. 잘못된 방법은 오히려 더 문제를 일으키기 때문이다.

통증이 일어나기 전에 아픈 부위를 알 수 있는 방법이 있을까?

쉬운 방법은 손으로 직접 눌러보면 된다. 근육, 힘줄, 연골, 관절 등을 눌렀을 때 아무런 느낌이 없거나 시원해야 상태가 좋다. 만약 눌렀을 때 아프거나 대기만 해도 아프다면 이미 병들어가는 중이며, 조직 자체가 안에서 엉켜 있고 뻣뻣해지는 섬유화가 진행 중인 것이다. 통증은 없지만 잠재적으로 이상이 있는 것으로 본다. 그대로 방치하면 운동 중 스트레스가 쌓여 통증으로 나타나게 된다. 따라서 눌러서 아픈 부위를 가볍게 마사지하거나 스트레칭을 해주는 게 좋다.

요약 노트

1. 운동 중에 통증이 발생하면 일단 멈추고 원인을 찾아 회복해야 한다. 통증이 있는데도 운동을 계속하면 손상이 심해지고 회복도 느려진다.

2. 통증이 심하거나 아픈 부위가 반복되면 염증이 있거나 파열 찢어짐 등 문제가 있는지 반드시 병원에서 진료를 받는 게 좋다.

3. 평소에 손으로 살살 마사지하거나 스트레칭을 통해 관리하자.

PART 2

4050,
스마트한 운동관리가
필요한 세대

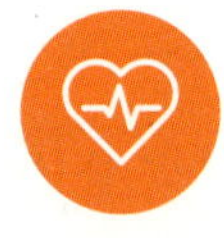

운동 효과를 알면
몸이 똑똑해진다

'운동은 원래 좋은 거야'라고 막연히 생각하는 것보다 구체적인 운동 효과를 알고 나서 운동을 시작하는 것이 좋다. 운동의 빈도, 강도, 시간, 형태를 생각하면 나에게 부족한 부분을 채울 수 있다. 만성 질환이 있다면 어느 정도를 해야 하는지, 무엇을 피해야 하는지 구체적으로 알아야 부작용을 막을 수 있다. 또 운동 종류가 많은 만큼 장단점을 알아야 효과를 극대화할 수 있다. 마흔에 필요한 운동을 알고 효과까지 알면 몸은 더 똑똑해진다.

마흔부터는 노화가 본격적으로 시작되지만 적절한 운동을 통해 노화를 늦추는 것이 얼마든지 가능하다. 2009년 노벨생리의학상의 주제인 텔로미어*는 짧아질수록 노화가 일어난다고 한다. 연구에 따르면 일주일에 3시간 이상씩 꾸준히 운동을 한 사람은 운동을 하지 않은 사람과 비교했을 때 DNA가 9년 정도 젊다.[7] 꾸준한 운동은 노화를 늦출 뿐만 아니라, 신체·심리 건강 등에 긍정적인 효과가 나타난다.

★ 텔로미어: 염색체 양쪽 끝에 위치해 DNA를 보호하는 덮개 역할을 한다.

마흔 이후 운동을 꾸준히 했을 때 얻을 수 있는 효과

- 심장 근육의 기능이 향상되고 유산소 능력이 좋아진다. 수축기 혈압이 감소하고 확장기 혈압이 개선되어 혈압 문제 등 심혈관계 문제를 좋아지게 한다. 혈액순환이 원활해지면서 노폐물과 피로물질을 빠르게 배출하고 산소와 영양분을 충분히 공급한다.

- 저밀도 지질단백질LDL과 중성지방이 감소하고, 고밀도 지질단백질HDL이 증가한다.

- 근골격계 문제를 감소시킨다. 뻣뻣한 관절과 근육이 유연해지고 근력이 향상된다. 이는 균형 능력과 반응 시간이 빨라지면서 낙상을 예방하고 골절 위험성을 낮춘다.

- 골밀도가 증가하여 골다공증을 예방한다.

- 근육량이 많아지면 기초대사량이 늘어나서 효율적인 칼로리 소모가 가능하다. 체지방율도 감소하고 복부 지방 조직도 줄어든다. 비만을 줄여서 대사 장애로 인한 문제를 조절하거나 예방한다.

- 호르몬 분비를 조절하여 신체 리듬을 좋아지게 한다.

- 혈당을 조절하는 인슐린의 농도를 정상화하고 스트레스 호르몬인 코르티솔을 조절한다. 갑상선호르몬과 성장호르몬 등의 분비도 조절해 활력 있는 생활을 가능하게 한다.

- 20분을 집중해서 운동하면 엔도르핀이 생성돼서 기분이 좋아진다. 또 아드레날린이 증가해 뇌의 집중력을 높인다. 도파민과 세로토닌 증가는 불안함을 낮추고 행복한 기분을 높여준다. 적절한 운동이 행복감과 심리적 만족감을 높인다.

60대가 넘어가면 기억력 감퇴 등 인지 기능이 떨어질 것 같지만, 40~50대도 인지 기능 저하가 시작된다. 유산소 운동을 6개월 혹은 1년간 꾸준히 하면 뇌신경성장인자BDNF: brain-derived neurotropic factor가 증가하고 해마뇌에서 기억을 담당하는 부분의 크기도 증가시킨다고 한다.[8] 커그 에릭슨의 연구에 의하면, 해마 용적이 증가하면 연령 증가에 따른 뇌 기능이 상실되는 것을 반으로 줄일 수 있다고 한다.[9] 그 결과 꾸준한 운동이 인지 기능도 향상시킨다는 사실이 증명되었다. 또한 운동을 포함한 신체활동이 활발한 사람은 상황 적응이 빠르고, 인지 기능이 더 높은 것으로 나타났다.

우울증은 스트레스와 상처받을 일이 많은 현대인들에게 발병 위험성이 높다. 운동은 우울증을 예방하고 치료하는 데 효과가 있다. 미국의 듀크대학교 제임스 블루멘털 교수 연구팀은 약물치료와 운동을 병행하면 우울증 피실험자의 증상이 급격히 완화되고, 실험 후에도 6개월까지 효과가 지속된다고 보고했다.[10] 이 외에도 많은 연구팀들은 운동이 약물치료 만큼 우울증 완화하는 데 효과가 있음을 발견했다. 운동하는 사람은 운동하지 않는 사람보다 우울증에 걸릴 확률이 1.5배 감소하고, 자존감과 자신감이 더 높게 나왔다.

남성은 마흔 이후부터 밤에 자신감이 없어질 때가 있다. 꾸준한 운동은 발기 기능을 향상시킨다고 한다. 생리학적인 관점에서 발기는 혈액이 건강하게 흐르기 때문에 유지된다. 운동을 규칙적으로 하는 남성은 의자에 앉아서 시간을 보내는 남성보다 발기부전일 확률이 41% 적은 것으로 나타났다.[11] 40~50대는 일을 가장 많이 할 때고, 앉아 있는 시간이 많아 운동이 부족한 시기다. 꾸준한 운동이 활기차고 건강한 생활을 하는 데 도움이 될 것이다.

요약 노트

1. 마음가짐과 행동은 중요하다. 조금 더 관심을 가지고 운동 효과에 대해 알고 하면 더 좋다.

2. 건강 수명을 늘리고 노화를 늦추기 위해서는 꾸준히 운동해야 효과가 있다. 꾸준한 운동의 효과는 심혈관계 건강, 만성 질환 예방과 조절, 골다공증 예방, 비만 감소, 심리적 만족감, 인지 기능 및 성 기능 향상 등이 있다.

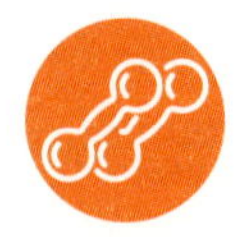

연령대별
나만의 운동 찾기

개인마다 좋아하는 운동이 다르듯, 몸 상태도 제각각이니 '적당한 운동'도 다를 수밖에 없다. 정형화된 운동은 재미가 없을 수도 있지만, 기초 체력을 토대로 연령대에 맞는 적당한 운동은 있다. 꾸준히 20대부터 운동했다면, 본인의 몸 상태에 맞춰서 하면 된다. 하지만 운동을 전혀 안 했거나 서툴다면 연령대에 맞는 기준과 적당한 운동으로 시작하는 게 낫다. 운동의 목적은 더 젊고 건강하게 살기 위한 것임을 잊지 말고, 내 연령대에 어떤 운동이 좋을지 생각해보자.

신체 컨디션이 최고인 20대

20대 초반까지는 성장을 계속하고 근력도 최고조로 오른다. 운동을 해도 회복이 빠르기 때문에 하고 싶은 운동을 마음껏 해도 된다. 대신 한 가지 운동보다 다양하게 하는 것이 좋다. 하루에 3시간씩 무리하지 않고 다양한 운동을 통해 체력을 길러 보자. 20대 때부터 운동을 꾸준히 하는 습관을 들이면 탄탄한 몸을 유지할 수 있다.

* **추천 운동:** 웨이트 트레이닝, 달리기, 수영, 등산, 클라이밍, 축구, 야구, 태권도, 유도, 검도 등

건강에 관심을 가지고 챙겨야 하는 30대

30대 초반까지 근육량은 증가한다. 중반부터 미미하지만 근감소증이 생기기 때문에 기초 체력 향상에 힘써야 한다. 슬프게도 활동량이 줄어들면서 배가 나오고 체지방을 늘어나니 비만 관리도 해야 한다. 몸이 뻣뻣해지면 근골격계 문제도 발생해서 유연성 운동이 필요하다.

 *** 추천 운동:** 빨리 걷기, 달리기, 계단 오르기, 등산, 수영 등

생활습관병으로 만성 질환이 많이 발생하는 40대

40대는 부족한 신체 활동량과 식습관의 불균형으로 고혈압, 고지혈증, 당뇨병, 비만 등이 발생한다. 20~30대와 다르게 재미보다는 건강 목적의 운동을 해야 한다. 운동 전 고혈압 및 협심증, 부정맥 등 심혈관 질환과 위험인자를 확인한다. 정기적으로 건강 검진을 통해 몸 상태를 살피면서 운동해야 문제가 안 생긴다. 기초 체력이 떨어져 있어 무리하게 운동을 하거나 주말에 몰아서 하면 안 된다. 좋아하는 운동을 하되, 대칭으로 균형 있는 운동을 선택하는 게 좋다.

 *** 추천 운동:** 계단 오르기, 빨리 걷기, 수영, 근력 운동, 유연성 운동 등

균형감각과 순발력이 떨어지고 근력이 약해지는 50대

50대는 발목과 고관절 주변 근육 운동을 통해 균형 감각을 길러야 한다. 저항 운동을 통해 근력 향상을 적극적으로 해야 한다. 폼롤러나 마사지볼 등을 통해 근육을 잘 풀고 스트레칭을 매일 하는 게 좋다. 40~50대 때는 편식하듯 운동하기보다는 유연성, 근력, 균형, 심폐지구력을 고르게 증가시켜야 한다. 운동하고 난 다음 꼭 관리해야 근골격계 문제도 예방할 수 있다.

* **추천 운동:** 빨리 걷기, 달리기, 계단 오르기, 유연성 운동, 근력 운동, 균형 운동 등

근감소증이 본격화되는 60대

60대는 걷기 같은 심폐지구력 운동도 좋지만 근력 운동과 균형 운동이 필수적이다. 70대 이후로 발생하는 노쇠몸이 허약해서 독립적인 기능이 떨어진 상태 예방에 초점을 맞춰야 한다. 노쇠의 5가지 측정 항목인 '체중 감소, 근력 약화, 피로, 낮은 활동 수준, 보행 속도 감소'가 발생하지 않게 규칙적인 운동이 필요하다. 단백질 섭취가 필수적이고 운동을 통해 근육량과 근력이 떨어지지 않게 신경 써야 한다.

* **추천 운동:** 체조, 산책, 수중 운동, 계단 오르기 등

독립적인 생활이 가능하도록 관리해야 하는 70대 이상

70대 이상은 근육량과 근력이 감소하면서 낙상이 일어나거나 보행 기능이 떨어져 건강 수명에 영향을 주게 된다. 운동을 시작한다면 체조처럼 아주 낮은 강도로 시작하고 점차 늘려나가야 한다. 70대 이상은 기초 체력의 개인차가 많이 나기 때문에 무리하지 않고, 자신의 몸 상태에 따라 그날 운동량과 시간을 조절해야 한다. 중요한 점은 피곤하고 힘들다고 누워만 있으면 안 된다. 되도록 움직이면서 활동 수준을 꾸준히 늘려나가야 한다.

* **추천 운동:** 체조, 걷기, 수중 운동 등

심장 박동 수를 이용해 연령대별 강도를 정하는 방법도 있다. 현장에서 쉽게 널리 쓰이는 측정 방법으로는 카르보넨Karvonen 공식이 있다. 게다가 카르보넨의 공식은 목표 강도를 정할 수 있다. 이를 계산하기 위해 본인의 '만 나이, 최대 심

장 박동 수, 안정 시 심장 박동 수’ 이 세 가지 항목이 필요하다. 예를 들어 만 나이 40세에 저강도인 40%로 운동을 시작하고 싶다면 다음과 같다.

최대 심장 박동 수는 220회 - 본인 만 나이로 180이 된다. 안정 시 심박 수를 측정하는 방법은 본인의 왼쪽 요골 부위*에 맥박이 뛰는 부분이 있다. 오른손의 검지와 중지를 모아 살짝 올려놓고 15초 동안 측정한다. 15초 동안 뛴 맥박 수에 4를 곱하면 1분간 본인의 안정 시 심장 박동 수를 알 수 있다. 여기에서는 임의로 60으로 가정한다.

〈카르보넨Karbonen 공식〉

{(최대 심장 박동 수 - 안정 시 심장 박동 수) × 운동 강도(%)} + 안정 시 심장 박동 수
= 목표 심장 박동 수
예) {(180-60) × 0.4} + 60 = 108 (40세의 40%의 운동 강도)

위와 같이 만 40세인 사람이 저강도인 40%로 운동을 시작하고 싶으면 108까지 심장 박동 수가 올라가게 운동하면 된다. 저강도는 최대 심장 박동 수의 40~60%이고, 중강도는 60~70%이다. 다음의 표를 참고하자.

★ 요골 부위: 손바닥 쪽의 손목 바깥 뼈.

나이	최대 심장 박동 수	안정 시 심장 박동 수	적정 운동 강도(40~70%)
20	200	60	116 ～ 158회
30	190	60	112 ～ 151회
40	180	60	108 ～ 144회
50	170	60	104 ～ 137회
60	160	60	100 ～ 130회
70	150	60	96 ～ 123회
80	140	60	92 ～ 116회
90	130	60	88 ～ 109회

요약 노트

1. 연령대에 맞는 적당한 운동을 하고 몸 상태에 따라 조절해야 한다. 그래야 무리가 안 된다.

2. 자신의 만 나이를 기준으로 목표 심장 박동 수를 계산해서 운동 강도를 정하는 것도 좋다. 계산하기 힘들면 주관적으로 운동 강도를 느끼는 정도인 운동자각도RPE를 스스로 평가해보자.

3. 목표 강도가 너무 힘들 경우 계획한 대로 운동을 다 채우지 않아도 된다. 몸의 소리에 귀를 기울이자.

내 자신에
오롯이 집중하기

운동은 10분을 하더라도 나 자신에게 집중해야 한다. 동작은 하고 있는데 마음은 엉뚱한 데 가 있거나 목표로 하는 부위에 집중하지 않는다면 운동 효과는 떨어질 수밖에 없다. 자신의 건강을 위해 하는 운동은 남을 의식하지 않고 즐기면서 해야 좋다. 운동의 흐름을 깨뜨리는 변수는 다양하지만, 대부분 자신에게 집중하지 않았을 때 효과가 줄어든다. 항상 나를 위해 집중하고 내가 가장 소중한 존재로서 운동도 필요하다는 생각을 가져야 한다.

40대 후반 여성 I 씨는 헬스장에서 처음 운동을 시작했다. 운동이 익숙하지 않아 주로 트레드밀에서 걷거나 가벼운 스트레칭 위주로 운동했다. I 씨는 주위에 운동을 잘하거나 땀을 흘리며 열심히 운동하는 사람이 부럽기도 하고, 어설프게 운동하는 본인을 보면 자신감이 떨어졌다. 눈치를 보며 하는 둥 마는 둥 하다가 땀을 흘려도 집에서 샤워했다. 운동을 시작하면 남을 의식하다가 정작 자신의 운동에 집중하지 못했다.

I 씨와 J 씨의 사례처럼 다른 사람을 의식하거나 비교해서 운동하는 경우 운동 효과가 떨어진다. 운동도 순간순간 느낌을 인지하면서 해야 나 자신에게 더 집중할 수 있다. 인지행동치료는 인지 과정을 통해 행동을 변화시킬 수 있다. 운동을 인지적 결정론 관점에 적용하면 단순히 움직이는 동작행동 또는 즐거운 상태감정도 중요하지만, 어떠한 사실을 분명하게 인식하여 앎으로써 인지 나를 변화시킨다고 본다. 한 동작을 할 때도 자극되어 오는 근육이 어떤 근육인지 알고, 어떤 변화가 있을지 생각하면 운동에 더 집중할 수 있다. 운동 과정을 인지하면 다른 사람들의 모습 그리고 다른 사람들이 나를 어떻게 생각하는지에 대한 잡념이 사라지게 된다.

공원에서 걷기 운동을 한다면 바르게 동작이 일어나는지 인지해본다. 발뒤꿈치가 땅에 닿고, 발바닥이 닿고, 엄지발가락 쪽으로 밀듯이 움직이는 과정을 느끼면서 걷는 것이다. 이때 발뒤꿈치가 아니라 발바닥 안쪽이 먼저 닿는지, 발목이 내려가지는 않는지 인지해본다. 발뒤꿈치가 닿을 때 발목을 들어 올라가는 근육의 힘이 들어오는지, 발바닥이 닿을 때 골고루 체중이 실리는지, 안쪽으로 쏠리는지 인식해본다. 턱, 어깨, 가슴, 허리, 골반의 움직임과 팔꿈치도 흔들면서 대칭이 되는지, 속도감 있게 걷는지 하나하나 집중해본다. 이렇게 내 몸에 집중하고 인지하면 다른 생각이 들지 않고 나만을 위한 운동을 할 수 있다.

골프를 칠 때도 마찬가지다. 골프채를 잡을 때 그립 위치와 흔들리지는 않는지 손의 압력, 세기, 느낌을 인지해본다. 다리를 벌렸을 때 편한지 무게 중심이 앞으로 쏠렸는지 뒤로 쏠렸는지 느껴본다. 드라이버를 쥐었다면 공을 왼쪽에 놓고 왼쪽 발의 무게 중심이 어떤지도 인식해본다. 조금씩 조정해가며 편한 느낌이 드는지 집중해보자. 스윙할 때 손목의 느낌과 몸통을 회전할 때 좌우가 어떤지도 느껴본다. 그냥 휘두를 때보다 매번 인식하면서 알면 느낌이 다를 것이다. 이렇게 한 동작마다 인지하며 움직이면 나 자신에게 좀 더 집중할 수 있다.

50대 후반 여성 K 씨는 발목이 안 좋아서 재활을 시작했고, 상태가 좋아지면서 기초 체력 강화 운동에 들어갔다. 이제 숙련이 돼서 한 발로 서는 동작을 안정적으로 할 수 있게 됐다. 어느 날 한발 서기를 하던 K 씨는 순간 발목이 흔들려 휘청거렸다. "혹시 다른 생각 하셨나요?"라고 질문하니, 깜짝 놀란 그녀는 "집에서 요리할 식재료를 뭘 사야 하나 생각했어요."라고 말했다. 잘하던 운동도 그 짧은 순간에 다른 생각을 하니 흔들렸던 것이다. 다른 예로, 트레드밀에서 걸으면서 TV 속 내용을 보며 몸의 움직임을 느끼지 못한다면 운동 효과는 떨어질 수밖에 없다.

운동은 나의 건강과 즐거움을 위해 하는 것이다. 다른 사람을 의식하거나 환경의 영향을 받아서 집중하지 못한다면 기계적으로 운동할 게 뻔하다. 동작은 하고 있지만 목표로 하는 근육이 쓰이지 않고, 다른 근육이 쓰일 수 있다. 몸이 불편하다고 느껴지면 위치도 바꿔보고, 통증이 생기면 잠시 멈추고 다른 운동을 해보자. 내 몸에 관심을 가지고 집중해야 이런 부분들도 파악할 수 있다. 운동할 때 나에게 집중하면 체력뿐 아니라 달라진 내 모습을 발견할 수 있을 것이다.

1. 운동하는 동작 하나하나에 집중해보자. 단순하게 움직일 때보다 내 몸을 인지하면서 운동할 때 더 효과적이다.

2. 다른 사람을 의식하거나 주변을 신경 쓰지 말고, 운동하기 좋은 장소를 찾아 집중해보자.

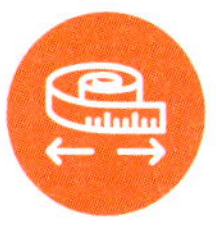

운동을 한 달 만에
그만두지 않는 방법

대부분은 작심삼일을 넘어 한 달까지는 운동을 열심히 한다. 처음 운동하면 몸이 조금씩 달라짐을 느끼며 만족감을 얻고 더 좋아질 거라는 기대감에 의욕이 샘솟는다. 그러다 한 달쯤 되면 그만두는 경우가 많다. 한 달은 의지를 다지면서 운동하지만 가족 행사, 출장, 미뤄놨던 모임, 다른 취미를 발견하면서 점점 운동할 시간이 부족해진다. 피로와 무리한 운동으로 생긴 부상이 쌓이면 또 운동을 멈추게 된다. '이번엔 운동을 제대로 해보려고 했는데…'라는 생각과 함께 매번 되풀이되는 자신을 보게 된다.

운동한 지 한 달 정도면 꾸준히 한 것 같은데, 생각보다 효과가 안 나는 것 같아 포기하는 사람들도 많다. 한 달간 고강도 운동을 하게 되면 단기 효과가 나타나기도 한다. 반대로 저강도 운동을 시작하면 한 달이 돼도 큰 변화는 없다. 저강도로 하다가 중강도로 올려야 하는 시기인 한 달쯤에서 그만두는 것이 대부분이다. 보통 운동을 하게 되면 8~16주 정도는 해야 체성분_{체중, 근육량, 체지방률 등}에 변화가 생긴다. 마흔 이후에 운동을 시작하면 저·중강도로 시작하는 게 좋은데, 한 달쯤 되면 효과가 더디다는 생각에 그만두는 것이다. 게다가 고강도로 운동하면 너무 힘들거나 손상이 생겨 그만두게 된다. 한 달이 고비인 셈이다.

　마흔 이후 운동은 건강을 목적으로 더 젊고 활기차게 좋은 컨디션을 유지하는 것을 우선으로 해야 한다. 기초 체력을 다지기 위해 저강도에서 중강도로 천천히 그리고 꾸준히 조바심을 내지 않고 여유롭게 운동해야 한다. 꼭 시간을 많이 내서 운동하겠다는 생각은 버리자. 그럼 무리 없이 꾸준히 운동하려면 어떻게 해야 할까?

첫째, 내 생활 패턴과 환경을 이용하자.

　출퇴근길이나 일터에서 잠시 시간을 내보자. 출퇴근길에 대중교통을 이용한다면 지하철에 서 있을 때, 까치발로 서는 동작을 하면서 종아리 근력 운동을 할 수 있다. 앉아 있을 때는 무릎을 들어 올려 가볍게 복근 운동을 할 수 있다. 어깨와 손목 스트레칭도 가볍게 하기 편하다. 이동할 때도 팔꿈치와 어깨를 흔들고 보폭을 넓혀 빠른 걸음으로 걸을 수도 있다. 운동을 반드시 헬스장이나 기구가 있는 곳에서 해야 한다는 고정관념에서 벗어나자. 생활 속에서도 자연스럽게 할 수 있는 공간은 많다.

둘째, 자신의 체력을 어느 정도 파악해야 한다.

　내 몸 상태에 맞는 운동을 해야 하는데, 의욕만 앞서면 꾸준한 운동에 실패한다. 유연성, 근력, 균형, 심폐지구력 운동을 해야 할 때, 어느 부분이 자신에게 부족한지 모를 수 있다. 파트 3의 6가지 셀프 체력검사를 통해 부족한 부분에 초점을 맞춰보자. '의자 앉아 앞으로 굽히기 검사'에서 동작이 잘 안 되면, 하체 근육의 유연성 운동을 집중적으로 하면 된다. '한 발로 서기 검사'에서 동작이 안 되면, 균형 감각 향상을 위한 운동을 하면 된다. 즉, 체력이 부족한 부분을 알면 더 관심 있게 운동할 수 있다.

셋째, 자신의 성격과 성향에 잘 맞아야 한다.

조용하고 내성적인 사람은 정적인 요가를 시작해보는 건 어떨까? 활발하고 사교적인 사람은 동호회에 가입해서 단체 운동을 즐길 수 있다. 자연 속에서 운동을 하고 싶다면 골프 또는 등산도 좋다. 무조건 헬스장에서 운동을 시작하지 않아도 괜찮다. 언제 어디서든 장소에 구애받지 않고 가볍게 시작해서 꾸준히 할 수 있는 운동을 선택해보는 건 어떨까. 내 성격과 성향부터 파악하고, 그에 맞는 운동을 시작해보자.

넷째, 운동에도 목표 설정이 중요하다.

목표가 있어야 동기 부여도 의욕도 생기는 법이다. 마흔 후반에 운동을 시작했는데 목표를 드웨인 존슨처럼 몸을 만들겠다고 생각하면 힘들어진다. 다이어트를 위해 운동을 해야겠다고 막연하게 생각해도 실패할 확률이 높다. 목표 설정의 방법 중 'SMART' 5가지 원칙이 있다. 목표가 구체적이며Specific, 측정 가능하고Measurable, 성취할 수 있고Attainable, 내 삶과 관련이 있고Relevant, 시간 범위를 구체적으로 설정해야 한다Time-bound.

50대 후반 여성 L 씨는 6개월 후 지인들과 함께 유럽 성지순례 도보 여행을 가기로 계획했다. 교통과 숙박 등 여행에 필요한 예약을 모두 끝냈다. L 씨는 하루에 열 시간 걷기를 할 수 있는 체력을 만들어 달라고 구체적으로 부탁했다 Specific. 하루에 열 시간 걷기처럼 측정 가능한 운동 Measurable을 하면 충분히 성취할 수 있다 Attainable. 여행과 걷기를 좋아하는 삶과 관련이 있었고 Relevant, 여행 일정도 6개월 이후라서 준비할 시간도 충분했다 Time-bound.

예시처럼 꼭 'SMART'의 원칙이 아니어도 괜찮다. '평생 건강하게 독립적으로 걸을 수 있게 운동하겠다'라는 목표를 세우면 측정 가능하고, 성취할 수 있고, 시간을 고려하여 운동하면 된다. 뚜렷한 목표가 있어야 꾸준하게 운동할 수 있다고 생각하자. 운동을 평생 무리하지 않고 해야겠다는 마음가짐이 있으면 더 편해진다. 급하게 먹으면 체하고 많이 먹으면 탈 나는 것처럼 운동도 그렇다. 즐기면서, 적절하게, 과학적으로 내 몸에 맞춰 운동해야 꾸준히 운동하는 습관을 들일 수 있다.

마흔 이후의 운동은 무리하지 않고 꾸준히 하는 것이 핵심이다. 1단계 수준의 운동을 하다가 너무 쉽다고 느껴지면 2단계로 넘어간다. 정해진 기준은 없다. 스스로 판단하면 된다. 만성 질환과 통증이 있으면 무리가 될 수 있는 부분도 확인해야 문제가 되지 않는다. 운동을 인지하면서 신체·심리적 변화를 느끼고 만족감이 들면 꾸준히 할 수 있다. 운동은 '천천히 서두르지 않고 장기간 해야 효과가 있다'라는 마음가짐이 있어야, 한 달 만에 그만두는 습관을 줄일 수 있다.

　새해가 되면 많은 분들이 운동을 꾸준히 해서 건강하게 생활하고 싶다고 다짐한다. 그럼 나는 "3일에 1번씩 새해가 돌아온다고 생각하고 운동하세요."라고 말한다. 365일마다 돌아오는 일 년이 3일에 1번씩 돌아온다고 생각하면, 작심삼일이 계속 유지된다. "매일 운동하지 마세요."란 말도 덧붙인다. 매일 운동하면 지치기 쉽다. 우리 몸은 반드시 휴식을 취해야 몸이 더 좋아진다. 매일 운동하는 것보다 이틀하고 하루 쉬고, 3일하고 하루 쉬는 것처럼 분할로 운동하는 게 좋다. 하루 운동하고 하루 쉬고를 반복하는 패턴도 괜찮다. 무리하지 않고 꾸준히 운동하는 것이 중요하다.

요약 노트

1. 내 생활패턴과 환경을 이용해 운동한다.
2. 평소 나의 체력 상태를 파악하는 것이 중요하다.
3. 자신의 성격과 성향에 잘 맞는 운동을 선택한다.
4. 'SMART'의 원칙을 활용해 목표를 설정해보자.

숨쉬기만 잘해도 좋아지는
들숨 날숨 호흡법

숨쉬기만 잘해도 좋아질까? 그렇다. 호흡을 잘하면 심폐 기능뿐만 아니라 스트레스가 완화되고 심지어 목, 어깨, 허리도 좋아진다. 호흡은 보통 하루에 약 2만 번 정도 일어난다. 자동으로 일어나서 의식을 못 할 뿐, 어마어마한 양이다. 자율신경계의 영향을 받아 자연스럽게 일어나기 때문에 잘못된 호흡이 일어나면 몸의 대사 기능이 떨어진다. 운동할 때도 호흡법을 반대로 하면 오히려 숨이 턱 막히고 현기증이 나기도 한다. 쉬울 것 같은 호흡법에 대해 알아보고 운동할 때 어떻게 하면 더 도움이 되는지 살펴보자.

상담을 오는 분들께 "운동을 해본 적이 있으신가요?"라고 질문하면 "숨쉬기만 해요."라고 말하는 분들이 있다. 운동을 전혀 안 한다는 말을 재미있게 표현한 것이다. 숨쉬기가 잘 일어나는지 평가해보면 잘못된 호흡으로, 안 좋은 분들이 대부분이다. 사람은 1분에 평균 14~15회씩 계산하면 하루 약 2만 번의 호흡을 한다. 호흡을 통해 산소$_{O_2}$와 이산화탄소$_{CO_2}$를 폐 안팎으로 이동시킨다. 바른 호흡과 대사 균형이 잘 일어나야 폐, 심장, 혈액을 통해 온몸의 순환이 잘되며 건강해진다.

호흡은 이산화탄소 농도의 영향을 더 받는다. 이산화탄소가 높아지는 pH 7.4 이상이 되면 알칼리성 호흡이 일어난다. 어지러움, 피로, 탈진, 경련, 찌릿한 느낌 등의 증상이 생긴다. 이렇듯 이산화탄소의 농도가 변화가 생기고 산도$_{pH}$의 균형이 깨지면서 몸에는 많은 부정적인 변화가 일어난다. 정리하면 숨쉬기를 할 때 산소와 이산화탄소의 비율이 중요한데, 이산화탄소 농도가 높으면 몸에서는 문제가 생긴다.

그렇다면 이상적인 호흡 조건은 무엇일까?

첫째, 숨을 들이마시는 들숨보다 내쉬는 날숨이 길어야 한다.

들숨은 교감신경, 날숨은 부교감신경의 영향을 받는다. 자율신경계인 교감신경은 긴장되고 흥분된 상태를 만들고, 부교감신경은 몸을 이완시킨다. 이완은 근육이 굳거나 뻣뻣한 상태에서 원래의 상태로 풀어지는 것을 말한다. 즉 잘 내쉬어야 몸이 이완된다. 들숨과 날숨의 비율은 1 : 1.5~2 정도가 좋다. 되도록 입으로 하는 호흡보다 코로 호흡해야 한다.[12]

항상 초점을 날숨에 맞춰야 한다. '후~' 하고 내시면서 들숨보다 시간을 늘린다. 예를 들어 들숨이 2초면 날숨을 3초로 한다. 다음에는 들숨이 3초면 날숨을 5초로 늘린다. 이렇게 날숨 시간을 늘려나간다. 무리하게 내쉬면 숨이 막히거나 어지러울 수 있다. 들숨보다 날숨을 길게 내쉰다고 생각하되, '느리고, 천천히' 편안한 리듬으로 늘려나간다. 이것이 핵심이다.

둘째, 들이마실 때 가슴뼈와 갈비뼈의 앞쪽이 위와 앞으로 움직여야 한다.

들숨 때 가슴과 배가 동시에 부풀어 오르는지 확인한다. 또한 갈비뼈가 옆으로 벌어지는지도 느껴본다. 만약 들이마실 때 목과 어깨에 힘이 들어가거나 불편하면 멈춘다. 날숨 때는 들숨 때와 반대로 가슴, 배, 갈비뼈 사이가 좁아지면서 돌아와야 한다. 아래 〈그림〉을 참고하면서 가슴과 배에 손을 놓고 느끼거나, 갈비뼈 양 옆에 손을 대고 확인한다. 항상 호흡은 천천히 하면서 인지하는 게 중요하다.

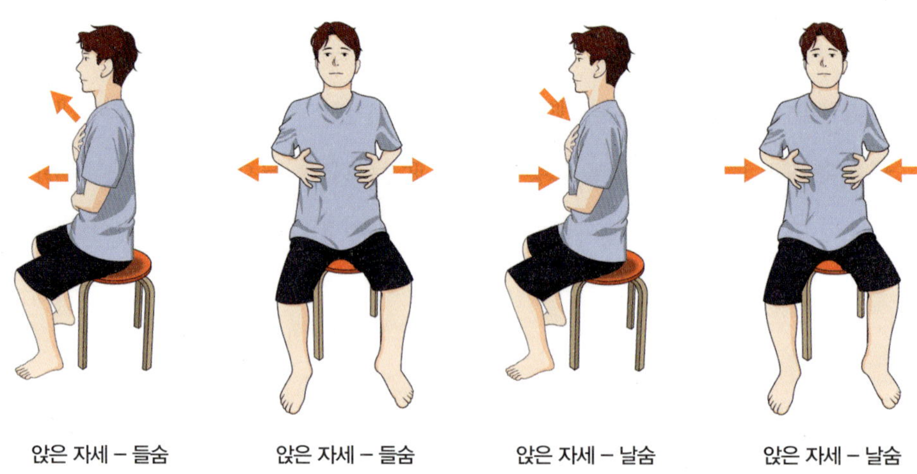

앉은 자세 – 들숨　　앉은 자세 – 들숨　　앉은 자세 – 날숨　　앉은 자세 – 날숨

호흡은 스트레스와 관련이 있을까? 스트레스를 받으면 교감신경이 활성화되고 호흡은 빨라진다. 이때 천천히 길게 내쉬면 부교감 신경이 활성화되면서 몸이 이완된다. 호흡이 스트레스 조절에 도움이 되는 것이다. 야구 경기에서 투수가 공을 던지기 전에 숨을 길게 내쉬고 투구 동작에 들어가는 것도 이러한 원

리다. 긴장을 줄이고 몸을 부드럽게 해서 공을 더 잘 던지기 위함이다. 다른 예로 회사에서 동료와 언쟁이 있으면 짜증이 나고 호흡이 빨라진다. 그때 본능적으로 심호흡을 길게 내쉬면 안정이 되는 이유도 이와 같다. 길게 내쉬는 호흡을 습관화해서 스트레스를 조절해보자.

평소에 호흡이 잘 일어나야 하지만, 운동할 때도 호흡을 적절하게 해야 효과가 커진다. 유연성을 위한 스트레칭을 할 때 근육을 늘린 상태에서 "후~" 하고 내쉬면 이완이 더 잘된다. 이때 천천히 끝까지 내쉬면서 자세를 유지해야 한다. 저항 운동을 할 때는 무게를 들 때 내쉬고 다시 돌아올 때는 숨을 들이 마신다. 호흡을 잘못하거나 반대로 하면 숨이 차거나 혈압이 오르면서 어지러울 수 있다. 운동 형태에 따라 호흡법은 다르다. 100m 달리기처럼 짧은 거리는 숨을 참고 달리는 게 효과적이다. 장거리 달리기는 코와 입을 이용해 적절하게 호흡해야 한다. 즉, 그때그때마다 운동 형태에 맞는 호흡을 적절하게 사용해야 무리되지 않고 운동 효과를 높일 수 있다.

1. 운동을 하지 않을 때 내쉬기를 길게 하고 이완시키는 호흡을 해보자. 몸의 혈액 순환과 신진 대사 기능이 좋아진다. 스트레스, 불안 등 심리적으로 긴장되는 상황에서도 호흡을 통해 조절할 수 있다.

2. 운동할 때도 스트레칭, 저항 운동, 유산소 운동의 종류에 따라 알맞은 호흡을 선택하자.

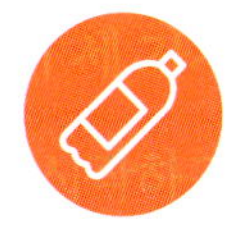

마흔부터 적용하는
4단계 운동 사이클

4050 운동은 유연성-근력-균형-심폐지구력 순으로 4단계로 운동하는 게 좋다. 앉아 있는 시간이 많아지면서 신체활동이 부족해지고 근육과 관절이 뻣뻣해지고 굳는다. 유연성을 확보해야 근력 운동을 할 때 손상 발생을 줄일 수 있다. 낮아지는 근육량과 약해지는 근력을 위해 근력 운동이 필요하다. 그다음 낙상을 예방하기 위해 균형 운동이 필요하다. 유산소 운동을 통해 심폐지구력을 향상시키면 효율성이 배가 된다. 가능하면 순서를 지키도록 노력하고, 시간이 충분하지 않을 때는 본인이 부족한 체력을 파악해 먼저 집중해보자.

1단계 유연성 운동

마흔부터는 유연성이 더 떨어진다. 유연성은 부드럽게 잘 움직이는 것을 말한다. 일상생활에서 하는 동작들은 대부분 짧아지는 방향으로 움직인다. 반복하는 동작과 가만히 있게 되면 관절, 근육, 힘줄이 뻣뻣해지고 뭉치며 굳게 된다. 노화도 한몫한다. 노화로 인해 조직의 수분이 줄어들고 근육과 힘줄의 성분이 변화된다. 또한 손상을 당한 후에 관리를 안 하면 회복되는 과정에서 조직끼리 들러붙는 유착이 생긴다. 따라서 운동 전 손상을 예방하기 위해 유연성 운동을 흔히 유연성이 줄어들면 관절을 기준으로 설명한다. 무릎을 구부리는 동작_{굴곡}에서 관절 가동 범위가 130~140도가 일반적인데, 120도이면 유연성이 부족하다고 본다. 관절 자체도 부드러워야 하지만 뼈와 뼈 사이에 있는 것이 관절을 이루고 근육과 힘줄이 뼈에 붙기 때문에 이들의 역할도 중요하다. 근육은 평소 부드럽고 힘을 줄 때는 단단하게 수축해야 좋은 상태다. 힘을 안 줄 때는 부드러워야 한다. 근육은 굳거나 뭉치거나 뻣뻣한 상태로 나눌 수 있는데, 굳었을 때 정적 스트레칭을 바로 하거나 반동을 일으키면 찢어질 수도 있다.

근육이 굳어 있는 부분을 손이나 폼롤러를 이용해 먼저 풀어줘야 한다. 굳거나 심하게 뭉친 경우 스트레칭을 해도 그 부분이 늘어나지 않는다. 굳거나 뭉친 부위를 집중적으로 풀어주고, 충분히 이완시키며 스트레칭했을 때, 부상 위험도 줄고 더 효과적이다. 움직이지 않는 정적 스트레칭은 운동 전에는 피하는 게 좋다. 선수들은 운동 전 체조와 같은 움직이면서 하는 동적 스트레칭을 준비 운동으로 한다. 정적 스트레칭은 반동을 일으키거나 과도하게 늘릴 경우 몸을 보호하기 위해 반사적으로 더 짧아지는 경우가 많기 때문이다. 따라서 정적 스트레칭은 근력 운동 중 쉬는 시간에 하거나 운동이 다 끝난 후 하는 게 효과적이다.

몸의 유연성이 떨어진 상태에서는 근력이 완전히 강화되지 않는다. 0도에서 100도까지 움직인다고 가정할 때 70도가 나오면 근력도 70도까지만 운동이 된다. 근육은 길어지면서 힘을 쓸 때_{신장성 수축} 더 근력이 강하다. 근력을 증가시키고 손상을 예방하기 위해 유연성 운동을 먼저 하는 것이다.

〈스트레칭 시 주의사항〉

첫째, 스트레칭은 시원하게 늘어나는 정도로 해야 하며, 통증이 나타나면 조직에 문제가 발생할 수 있으니 유의해야 한다.

둘째, 최소 30초 이상 부드럽게 유지해야 잘 늘어난다.

셋째, 튕기듯이 반동을 일으키면 안 된다. 반동을 일으키면 굳은 근육과 힘줄이 순간적으로 늘어나면서 찢어지는 경우가 생기니, 천천히 부드럽게 늘려야 한다.

2단계 근력 운동

걷기, 달리기 등 유산소 운동도 중요하지만, 40~50대에는 반드시 근력 운동을 해야 한다. 근력은 근육이 힘을 쓰는 정도를 말하는데, 근력 운동은 기구를 이용해서 할 수도 있고 맨몸으로도 할 수 있다. 특히 맨몸 운동은 내 체중을 이용해 부하와 저항을 이겨내기 때문에 몸을 더 잘 쓸 수 있다는 장점이 있다. 또한 아무 장소에서나 할 수 있어서 비용이 들지 않는다. 근육은 마흔 이후로 1%씩 감소하기 때문에 근력 운동이 필요하다. 단백질 섭취만으로 근육량을 늘릴 수 있지만, 근력을 증가시키는 데 한계가 있다. 따라서 근육량과 함께 근력 또는 퍼포먼스를 증가시켜야 근감소증을 늦출 수 있다.

근력 운동을 하면 뼈를 당기면서 뼈를 자극하여 밀도를 증가시킨다. 뼈는 일정한 부하로 장력이 발생할 때 골밀도가 증가하는데, 이 골밀도를 증가시켜 골다공증을 예방해주는 것이 바로 근력 운동이다. 우리가 마흔 이후에 바른 자세를 유지하고, 보행 속도를 늘리고, 낙상을 예방하는 근육을 강화하려면 이 근력 운동을 필수로 해야 한다.

근력 운동은 처음부터 무거운 무게나 고강도로 하면 무리가 되고 누적이 되면서 통증과 근골격계 문제가 생길 수 있으니, 낮은 강도로 시작해야 한다. 한 동작을 하더라도 바른 자세로 정확하게 해야 효과가 있다. 운동 중 통증이 일어난다면 자세가 잘못됐거나 몸에 탈이 나는 신호로 받아들이고 멈춰야 한다. 근력 운동을 처음 시작한다면 맨몸을 이용해 시작하다가 익숙해지면 바벨, 덤벨, 밴드 등 기구나 장비를 이용해 운동을 다양하게 하는 게 좋다.

3단계 균형 운동

보통 운동할 때 균형 운동을 간과한다. 낙상이 60~70대 이후에 많이 일어나기 때문에 아직 먼 일이라고 생각하고 따로 운동하지 않기 때문이다. 나이가 들면서 균형 감각이 떨어지면 근력 운동과 걷기, 달리기 등 심폐지구력 운동을 할 때 효과가 떨어진다. 균형 감각이 좋으면 낙상 예방뿐 아니라, 근력 운동을 할 때 자세를 유지하거나 심폐지구력 운동을 할 때 발목이 삐끗하는 인대 손상을 낮출 수 있다. 40~50대도 균형 감각 부족으로 넘어지거나 근력 운동을 할 때 휘청거리며 자세를 유지 못하는 것은 흔하다.

몸의 균형을 잘 유지하기 위해서는 눈시각, 귀전정 기관, 소뇌, 고유수용성 감각의
역할이 중요하다.[13] 순서대로 살펴보자.

첫째, 우리는 눈을 통해 균형을 잡는다. 눈을 감고 한 발로 서거나 어두운 곳
에 있으면 균형을 잘 잡지 못한다.

둘째, 귀의 전정기관 중 세반고리관이 균형에 영향을 준다. 세반고리관은 몸의
가속과 감속을 감지해 반응하며 회전을 감지해 균형을 유지시킨다.

셋째, 소뇌는 균형에 관여하며 질환이 생기면 균형을 잡지 못한다.

넷째, 근육, 힘줄, 인대, 연골 등 근골격계에 분포하는 고유수용성 감각이 있
다. 고유수용성 감각은 몸의 위치와 움직임을 알아채고 관절과 팔다리
를 자신이 속한 공간을 감지해 위치시키고 자세를 똑바로 유지시킨다.

균형에 대한 연구에 의하면, 근력 운동과 균형 운동을 병행하면 낙상 위험이
45% 감소한다고 한다.[14] 발목과 고관절 주위 근육의 근력 강화와 균형 운동을
더하면 균형 감각이 더 좋아진다. 또한 운동할 때 자세를 유지하는 능력이 향상
된다. 균형 감각이 좋아지면 유연성, 근력, 심폐지구력 운동을 할 때 더 안정적
이다. 서서 한발 서기를 바로 하기보다는 근력 운동을 충분히 한 후 서서 균형
운동을 해보자. 여기서 가장 중요한 점은 넘어지지 않게 안전하게 운동하는 것
이다.

4단계 심폐지구력 운동

심폐지구력은 심장과 폐 기능을 오래 쓸 수 있는 능력을 말한다. 25세 이후는
산소를 활용하는 능력이 10년마다 5~15%씩 감소한다.[15] 70세가 되면 폐활량

이 일반적으로 20세 때의 약 60% 감소한다.[16] 심장과 폐의 기능을 높이기 위해서도 심폐지구력 운동이 필요한 셈이다. 미국심장병학회지_{Journal of the American College of Cardiology}에 실린 뉴올리언스 연구진의 연구에 의하면, 일주일에 30~60분 정도의 조깅_{자신의 몸 상태에 맞게 천천히 달리기}을 하면 조기 사망률을 약 30%까지 낮춘다고 한다. 또한 심장마비나 뇌졸중으로 발생할 수 있는 사망률도 45%까지 낮춘다고 보고했다.[17] 즉, 가볍게만 달려도 사망률을 낮추는 셈이다.

==걷기도 심폐지구력을 증가시킬 수 있지만, 달리기 같은 형태의 운동을 해야 한다.== 40~50대 때는 걷기부터 시작해 가볍게 달리다가 늘려가면서 심폐지구력을 길러야 한다. 걷기는 기초 체력이 부족해도 일상에서 무리 없이 시작할 수 있지만, 달리기는 그렇지 않다. 달리기는 유연성, 근력, 균형 등 기초 체력이 뒷받침돼야 안전하게 심폐지구력을 증가시킬 수 있다. 심폐지구력 운동을 할 때 한 번에 너무 무리가 가지 않도록 하고, 통증이 발생하면 즉시 멈추자.

운동은 순서에 따라 종류와 형태에 따라 효과가 달라진다. 마흔 이후의 운동은 신체활동이 부족하고 뻣뻣해진 몸을 부드럽게 만드는 유연성 운동으로 시작하는 게 좋다. 근감소증을 늦추기 위해 근력 운동은 필수다. 큰 근육 위주로 저강도부터 시작해 중강도까지 늘려 나간다. 균형에 필요한 발목과 고관절 근육의 근력 운동을 하면서 다양한 균형 운동을 해야 한다. 마지막으로 걷기부터 시작해 가볍게 달리면서 늘려나가는 방식으로 심폐지구력 운동을 해야 백세 시대를 건강하게 준비할 수 있는 체력을 기를 수 있다.

1. 유연성–근력–균형–심폐지구력 순의 4단계로 운동하는 게 좋다.

2. 한 가지 운동 형태만 집중하면 몸의 균형을 이루기 힘들다. 4050 세대는 60세 이후를 준비하기 위해 균형 잡힌 운동이 필요하다.

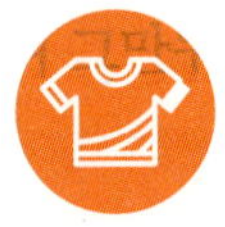

스포츠 선수의
응급처치 관리법(R.I.C.E)

운동할 때 근육, 힘줄, 인대 등 조직의 파열 같은 큰 부상이 발생하면 운동을 멈추고 병원에 가야 한다. 갑자기 어지럽거나 호흡 곤란 등 심장, 폐 질환의 증세도 마찬가지다. 이때는 주변인들의 도움이 필요하다. 운동하다 보면 작은 부상이 생길 때가 많은데, 넘어지거나 부딪히거나 통증이 발생하는 경우를 말한다. 가벼운 부상일 경우 간단한 응급처치 방법을 알고 있으면 문제가 심해지는 것을 막을 수 있다. 스포츠 선수들은 휴식Rest, 얼음찜질Ice, 압박Compression, 올려주기Elevation의 영어 첫 글자를 따서 불리는 R.I.C.E 방법으로 관리한다. 4가지 방법에 대해 하나씩 살펴보자.

휴식 Rest

휴식은 운동 중 부상이 생기면 손상당한 부위가 더 심해지지 않게 멈추고 안정을 취하는 것을 말한다. 처음에는 움직이지 말고 최대한 몸이 편한 자세를 취해야 한다. 손상이 심한 경우 손상 부위가 움직이지 않도록 부목과 지지대를 사용한다. 가벼운 손상일 경우 손상당한 관절을 천천히 계속 움직여주고, 근육을 부드럽게 움직이는 것도 필요하다. 이는 조직이 회복되는 과정에서 상처 부위를 최소화하고 딱딱해지는 섬유화를 막기 위해서다.

얼음찜질 Ice

얼음찜질은 손상 부위의 혈관을 수축시키고 부기를 가라앉히는 데 도움이 된다. 부기가 줄어들면 움직임이 편해지고 염증반응도 줄어든다. 또한 얼음찜질은 통증 감소에도 도움이 된다. 야구 시합 때 선발 투수들은 공을 많이 던지고 마운드를 내려온 후 어깨에 얼음찜질을 하고 휴식을 취한다. 공을 계속 던지며 무리가 됐거나 염증이 생기는 것을 예방하기 위해서다. 축구선수가 경기 도중에 부상으로 벤치에서 얼음찜질하는 경우도 흔하게 볼 수 있다.

〈얼음찜질 시 주의사항〉

1. 얼음을 직접적으로 손상 부위에 대면 안 된다. 상처 부위에 스며들거나 온도가 매우 낮아 동상을 입을 수도 있기 때문이다.

2. 비닐봉지에 얼음을 편평하게 넣고 천을 대고 투명 랩이나 얇은 수건으로 감싸주면 된다. 10~15분 정도만 대주고 하루에 여러 차례 얼음찜질을 해준다.

3. 손상 후 3일72시간 이내는 얼음찜질을 해주고, 이후 부기나 열이 가라앉으면 따뜻한 온찜질을 해준다. 손상이 생겼는데 온찜질을 바로 대면 염증이 심해질 수 있으니 유의하자.

압박 Compression

압박은 손상 부위의 부기를 줄이는 데 도움이 된다. 손상 부위로부터 먼 쪽에서 심장 쪽으로 이동하면서 붕대를 관절 주위로 감는다. 손상 부위에 체액이 정체되지 않고 순환이 되게 흡수되어야 회복이 빨라진다. 압박은 과도한 움직임을 막아주는 고정 효과도 있다. 피가 안 통할 정도로 세게 압박하지 않도록 한다. 단, 너무 답답한 느낌이 들면 풀고 다시 감아준다. 집에 압박 붕대를 준비해서 손상 시 사용해보자.

올려주기 Elevation

올려주기는 손상당한 부위를 심장보다 높게 위치시키는 방법이다. 부기를 줄여주고 손상 부위 주변에 체액이 정체되지 않게 해준다. 압박과 함께 손상 부위를 올려주면 더 효과적이다. 많이 걷거나 뛰면 다리가 부어오르는데, 큰 베개를 이용해 심장보다 높게 올리는 이유도 부기를 빼고 순환이 잘 일어나기 때문이다.

운동하다가 넘어져서 거친 지면에 피부가 긁히는 찰과상이 생겼을 때도 그냥 두면 안 된다. 2차 감염이 발생할 수 있기 때문에 찰과상 당한 부위를 흐르는 물이나 멸균된 생리식염수를 이용해 불순물을 씻어내야 한다. 피가 많이 날 경우 압박을 하고 심장보다 높게 손상 부위를 올려줘야 문제가 심해지는 것을 막을 수 있다.

한 가지 추가하자면 손상 부위 주변을 가볍게 마사지 massage 해주는 방법도 좋다. 부상 직후는 상처가 난 부위는 건드리거나 강하게 마사지하면 안 된다. 염증이 더 심해질 수 있기 때문이다. 마사지는 손상 부위 주변에 부기를 빼주거나 가벼운 자극을 통해서 통증 자극을 줄여주는 효과가 있다. 부기가 다 빠지고 염증이 없어지고 나면 손상 부위를 약간 강하게 마사지해도 괜찮다. 조직은 염증 과정이 지나고 회복되는 과정에서 상처 부위에 흉이 생겨 서로 들러붙는데, 이를 '유착'이라 한다. 유착이 생기면 뻣뻣해지고 굳기 때문에 마사지를 통해 풀어주면 도움이 된다. 운동 전에는 충분히 준비 운동을 하고 평소에도 근육, 힘줄, 관절 등의 유연성 운동을 통해 부드럽게 만들어주면 좋다.

요약 노트

1. 운동 전·후로 통증이 심하거나 움직이기 힘들 정도로 문제가 있으면 병원에 가서 꼭 검사를 받아야 한다.

2. R.I.C.E 방법을 숙지해 몸 상태와 응급 상황 시 활용하자.

3. 운동하기 전 바닥이 울퉁불퉁하거나 옆에 부딪힐 물체가 있는지 미리 점검해야 한다. 혼자 있을 때 부상을 당해 도움을 받아야 할 경우를 대비하여 휴대폰은 눈에 보이는 곳에 가까이 두자.

만성 질환마다
중요한 운동 포인트는 따로 있다

마흔 이후에는 만성 질환이 하나둘 생기기 시작한다. 만성 질환은 병이 생긴 지 3개월 이상 경과하고 원인을 정확히 알기 어려운 질환을 말한다. 만성 질환의 원인은 많이 지목되지만, 크게 영양 과다와 신체활동 부족으로 인한 대사 이상으로 발생한다. 2018년 질병관리본부에서 발표한 〈만성 질환의 현황과 이슈〉에 의하면 전체 사망자의 80.8%가 만성 질환에 의해 발생했다. 손상 10%, 감염성 질환은 9.2%였다. 우리나라의 10대 사망 원인 중에 만성 질환이 7가지를 차지한다. 그만큼 만성 질환 관리가 더욱 중요해졌다.

세계보건기구WHO가 정한 질병 부담 순위에서 가장 높은 4개의 주요 만성 질환은 '뇌심혈관 질환, 당뇨병, 만성 호흡기 질환, 암'이다. 우리나라의 보건복지부 조사에 의하면 고혈압, 당뇨, 이상지질혈증, 비만 등의 만성 질환자 수가 성인 전체 인구수의 30~40%에 달한다.

마흔 이후에는 건강 검진을 통해 만성 질환이 있는지 체크해야 한다. 만성 질환이 있는지 모르고 무리한 운동을 했을 때 문제가 되는 경우가 많기 때문이다.

만성 질환 유병률

질환별	원인	남성	여성
고혈압(2016)	30세 이상 140/90mm Hg ↑	36.0%	22.9%
당뇨(2016)	공복혈당 126mg/dl ↑	12.9%	8.6%
이상지질혈증(2018)	총콜레스테롤 240mg/dl ↑	20.2%	18.3%
비만(2018)	19세 이상 체지방 25% ↑	42.3%	26.4%

- **고혈압이 있는 경우**: 근력 운동을 할 때 무게나 부하를 가볍게 시작해서 단계적으로 올려야 한다. 고강도로 시작하거나 숨을 참으면 혈압이 갑자기 올라갈 수 있어서 자주 혈압을 체크해야 한다.
- **당뇨병이 있는 경우**: 저혈당에 빠질 수 있어서 공복에 운동하는 것은 피해야 하며, 식사를 하고 30분 후에 운동하는 것이 좋다.
- **심혈관계 질환이 있는 경우**: 아침 일찍 추운 날씨에 운동하는 것은 피해야 한다. 기온이 낮으면 혈관을 수축시켜 좁아지고 막히게 만들어 혈액 순환에 치명적일 수 있기 때문이다.

세계적으로 권위 있는 미국스포츠의학회ACSM: American College of Sports Medicine에서는 운동 가이드라인을 제시하였다. 많은 나라들은 이를 참고해서 운동 프로그램을 구성한다. 우리나라의 대학병원을 포함한 의료 분야와 대학교의 건강 관련 전공 분야에서도 ACSM 가이드라인을 사용하고 있다. 운동할 때는 ACSM 가이드라인은 참고하되, 상황에 따라 조절하거나 무리가 될 때는 바로 멈춰야 한다. 그다음 의료진의 검사 및 처방에 따라 다시 운동 수준을 변경해야 함을 잊지 말자.

우리나라에서 흔한 '고혈압, 당뇨병, 이상지질혈증, 비만' 주요 4가지 만성 질환들을 ACSM 가이드라인을 통해 참고해보자.[18] 빈도Frequency, 강도Intensity, 시간Time, 형태Type인 'F.I.T.T'로 정리하고 간단한 고려사항과 특징에 대해서도 알아보자.

고혈압

고혈압 환자들은 유산소 운동을 주로 해야 한다. 유산소 운동을 하면 안정 시 5~7mm 정도 혈압 수치가 감소한다. 유산소 운동은 중강도의 저항 운동으로 대체할 수 있다.

빈도	· 유산소 운동(심폐지구력 운동)은 되도록 매일 한다. · 저항 운동(근력 운동)은 주당 2~3일 한다.
강도	· 유산소 운동은 중강도(40~60%)로 한다. · 저항 운동은 1RM의 60~80%로 한다.
시간	· 1일 기준 유산소 운동은 총 30~60분, 간헐적으로 운동하면 최소 10분씩 총 30~60분이 되게 한다. · 저항 운동은 최소 한 세트(set)에 8~12회 반복 횟수로 한다.
형태	· 걷기, 조깅, 자전거, 수영과 같은 유산소 운동으로 구성한다. · 저항 운동은 주요 근육을 8~10개로 다양하게 구성한다.
고려 사항	· 고혈압이 심각하거나 조절되지 않는 사람은 의사에게 진료를 받고 혈압강하제 처방을 받아 복용 후 운동을 병행한다. · 유산소 운동으로 혈압은 감소하는 효과가 즉각적이다(운동 후 저혈압). 환자들에게 미리 설명해줄 필요가 있다. · 빈혈성 질환과 다른 질병이 있는 경우 운동 강도는 그 질환에 맞춘다.

당뇨병

당뇨병은 제1형 당뇨병과 제2형 당뇨병이 있다. 제1형 당뇨병 환자는 운동 시 심혈관 건강 체력에 초점을 맞춘다. 제2형 당뇨병 환자는 건강한 체중 감소와 혈당 강하를 향상하는 데 초점을 맞춘다.

빈도	· 유산소 운동은 주당 3~7일 한다. · 저항 운동은 주당 2~3일 한다(각 운동 기간마다 최소 48시간 휴식).
강도	· 유산소 운동은 운동자각도 12~16 수준으로 한다(운동자각도 6~20척도 기준, 중강도). · 저항 운동은 2~3세트당 8~12회 횟수로 반복한다(1RM 60~80%).
시간	· 유산소 운동은 1주일에 총 150분, 추가직인 이점을 위해서 300분 또는 이상의 중강도 신체활동을 한다. · 저항 운동은 주요 근육을 8~10개로 다양하게 구성한다.
형태	· 대근육 사용 위주, 개인적으로 관심 있는 운동프로그램으로 구성한다. · 저항 운동은 과도한 혈압 반응을 예방하는 기술 형태로 구성한다.
고려 사항	· 저혈당과 관련된 증상인 어지러움, 무력감, 구역질, 비정상적인 식은땀, 입과 손가락 저림, 불안, 허기짐이 나타나면 멈춘다. · 운동 전과 중 운동프로그램을 수정할 때 혈당 수치를 체크한다. · 인슐린 또는 혈당강하제를 복용하는 경우 운동 시기를 고려한다. 인슐린 작용이 최고조인 경우 저혈당이 나타나기 때문에 운동을 권하지 않는다. · 가능하면 매일 규칙적인 운동 시간을 정해서 한다. · 운동하는 부위에 인슐린 주사는 피한다. · 운동 강도는 운동자각도(RPE)를 사용한다. 운동 시 심박 수와 혈압이 무뎌지기 때문이다.

이상지질혈증

혈액 중에 지질_{지방 성분} 또는 지단백이 과다하게 많이 함유되어 대사 이상이 발생한 상태를 말한다. 고중성지방혈증, 고지혈증, 고콜레스테롤혈증 등이 이상지질혈증의 형태이다. 흔히 콜레스테롤이 안 좋다거나 수치가 높다고 표현한다. 콜레스테롤이 높다는 것은 저밀도_{LDL} 콜레스테롤 수치가 증가한 상태를 말한다. 저밀도 콜레스테롤은 동맥이 딱딱해지는 동맥 경화증 유발과 밀접한 관련이 있다. 고밀도 콜레스테롤은 좋은 콜레스테롤로 동맥 경화를 예방하는 효과가 있다. 따라서 저밀도 콜레스테롤 수치는 낮추고 고밀도_{HDL} 콜레스테롤 수치를 높여야 한다.

빈도	· 1주일에 5일 이상 한다.
강도	· 저~중강도(40~75%)의 유산소 운동을 한다.
시간	· 1일 기준 30~60분, 체중 감소를 촉진하거나 유지를 위해 1일 50~60분 또는 그 이상의 운동 시간을 권장한다.
형태	· 대근육군을 포함한 유산소 운동이 필요하다. · 균형 운동의 일부분으로 저항 운동도 포함한다.
고려 사항	· 근육 손상을 일으킬 수 있는 지질 강화 성분의 약물을 복용하는 사람은 근육과 근약화를 경험할 수 있으니 의사와 상담이 필요하다.

비만

비만은 뇌혈관 질환을 포함해 당뇨병, 여러 종류의 암, 다수의 근골격계 질환 등 많은 만성 질환과 관련성이 있다.

빈도	· 칼로리를 최대한 소비하기 위해 1주일에 5일 운동한다.
강도	· 중강도에서 고강도의 운동을 권장한다. 처음 운동 강도는 중강도로 시작해 적응이 되면 고강도로 증가시킨다.
시간	· 1일 기준 30~60분, 1주당 총 150분의 운동을 중강도는 300분 또는 고강도는 150분으로 늘려나간다.
형태	· 대근육군을 포함한 유산소 운동이 필요하다. · 저항 운동도 포함한다.
고려 사항	· 신체 활동을 1주당 250~300분 또는 1주일에 5일 50~60분씩으로 늘려나가고 장기간 지속해서 해야 체중이 감량한다. · 장기간의 체중 감량을 지속하려면 식습관을 바꾸고 운동해야 한다 (하루에 500~1,000kcal 정도의 섭취량을 줄인다). · 건강 전문가, 영양사, 운동 전문가 등과 소통할 기회를 갖는다.

요약 노트

1. 운동 시 만성 질환마다 고려 사항을 숙지하고 컨디션을 살펴야 한다.

2. 만성 질환은 식습관과 생활습관의 영향을 받기 때문에 이를 바꾸고 운동을 병행해야 효과가 더 좋다.

3. 만성 질환은 정기적인 검사와 처방 약을 적절하게 복용해야 한다. 몸 상태에 변화가 있을 때는 의사와 상담을 통해 운동량을 조절해야 한다.

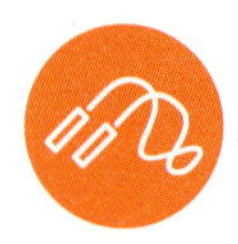

백세 시대를 위한
연금처럼 운동하기

운동의 목적은 다양하지만 마흔 이후의 운동은 건강을 우선으로 해야 한다. 20~30대에 했던 것처럼 재미를 위해 무리하거나 고강도로 반복한다면 근골격계 질환과 통증이 생긴다. 이는 건강해지려고 시작했던 운동이 몸을 더 망치는 셈이다. 40~50대는 운동 방법을 바꿔야 하고 적당한 수준으로 꾸준히 해야 더 효과가 좋다. 우리가 저강도로 시작해서 중강도의 순서로 운동해야 하는 이유가 여기에 있다. 60대와 70대 이후의 운동은 또 다르다. 마흔 이후부터 100세까지 비슷하게 운동하면 효과가 떨어질 수밖에 없다. 따라서 연령대에 맞는 운동이 필요하다.

40~50대의 운동은 기초 체력을 향상하고 만성 질환 예방과 관리에 초점을 맞춰야 한다. 기초 체력이 충분히 향상되면 자신이 좋아하는 운동을 무리하지 않는 선에서 하는 게 좋다. 저·중강도로 운동하면 성에 안 차는 사람도 분명히 있을 것이다. 다시 생각해야 할 부분은 '고강도로 운동하면 조직 손상이 더 자주 일어나 오히려 운동을 못 하는 순간이 오게 된다'는 점이다. 지금은 백세 시대다. 평균 수명은 점점 길어지지만 건강 수명과의 차이가 나기 때문에 오래 사

는 것이 고통스러울 수도 있다. 따라서 이 간격을 줄이려면 무리가 되지 않는 선에서 건강하게 운동하며 40~50대를 보내야 한다.

우리는 가치 있는 일을 하며 보람을 느낀다. 현실적으로는 더 편하고 즐겁게 생활하기 위해 일을 한다. 일을 통해 돈을 벌고 재테크를 한다. 재테크를 위해 예·적금, 부동산, 주식, 펀드, 보험, 연금 등 다양한 방법을 시도한다. 이 중에서 연금은 노후 생활의 안정을 위해 일하는 동안 일정액을 적립하고 은퇴 후에 매월 받는 금액을 말한다. 연금은 당장 많이 불어나거나 큰돈을 얻기 위해서 하지 않는다. 마흔 이후의 운동도 그렇다. 지금 꾸준히 운동하다 보면 60~70대가 돼서 노화로 인해 골밀도, 근육량, 근력이 줄어들거나 만성 질환으로 인한 문제를 예방하고 관리할 수 있다. 운동을 연금처럼 적립하는 개념으로 보면 된다. 더 중요한 것은 죽을 때까지 독립적인 생활을 위해 운동이 필요하다는 것이다.

나를 위한 운동은 일종의 개인연금과 같다. 국가가 보장하는 국민연금과 회사가 주는 퇴직연금과는 다르다. 개인연금은 본인이 필요에 의해 선택하고 꾸준히 적립하여 혜택을 보는 것이다. 운동은 개인연금처럼 내가 선택해서 꾸준히 해야 노후에 효과가 나타난다. 따라서 의지가 필요하며, 부담스럽지 않은 수준으로 시작해야 지속적으로 할 수 있다. 저·중강도의 운동은 당장 효과가 나타나지는 않지만, 쌓이면 효과는 배로 커진다. 특히 운동 효과는 연령이 증가할수록 차이가 많이 난다.

81세의 여성 M 씨는 30대 초반 담낭절제술을 하고 순환 장애가 생겨 고생하기 시작했다. 그때부터 M 씨는 건강을 위해 운동을 포함하여 다양한 노력을 했다. 물론 만성 질환이 있고, 무릎이 약간 불편하긴 해도 지인 모임에 자주 나가는 등 독립적인 생활을 잘해왔다. 심지어 양 옆으로 다리 찢기가 잘되고, 서 있는 자세에서 손바닥이 바닥에 손쉽게 닿을 정도의 유연성을 보인다. 수술 이후 지금까지 자신의 몸 상태에 관심을 기울이며 적당히 노력했던 운동이 지금의 건강한 생활을 가능하게 한 것이다.

62세의 여성 N 씨는 병원에 갈 일이 손에 꼽을 정도로 건강했다. 60세가 넘어가면서 몸이 말라가고 기력이 줄어든 N 씨는 집에서 소파에 앉아 TV를 보거나 누워서 쉬는 시간이 많아졌다. 큰 병이 났나 싶어 병원에 가서 검진해 보니 딱히 질환은 없었다. 대신 근육량이 꽤 부족해서 운동을 하라는 조언을 듣고 운동을 시작했다. 안 하던 운동을 하려니 몇 번만 움직여도 힘들고 꾀가 난다고 했다. 그녀는 '조금 더 운동을 일찍 시작할 걸' 하며 후회했다. 60대가 되어 익숙하지 않은 운동을 꾸준히 한다는 건 많은 노력이 필요하다. 그래서 운동은 더 일찍 시작하는 게 좋다.

이들은 약 20년의 나이 차이가 있지만, 62세인 N 씨보다 81세인 M 씨가 체력과 기능 면에서 훨씬 뛰어나다. 개인의 체질적인 부분도 있겠지만 얼마나 일찍 운동을 시작했는지에 따라 달라진다. 사람마다 나이와 상관없이 기초 체력의 개인 차이는 크다. 만약 질병을 앓거나 사고를 당한 후에는 차이가 더 벌어질 것이다. 운동을 시작한 사람들을 보면 체력이 약해서 팔굽혀 펴기 1개만 가능해도 좋겠다고 말하는 분이 있다. 스쿼트가 좋다고 하니 50개만 했으면 좋겠다고 시작하는 분도 있다. 나이가 젊어도 체력이 굉장히 낮은 분도 많다. 나이와 건강은 언제나 비례하지 않으니 자신의 체력 수준에 맞게 꾸준히 운동해야 한다.

　연금처럼 운동의 효과는 시간이 갈수록 위력을 발휘한다. 좀 더 젊을수록 운동을 빨리 시작하는 게 좋으며, 중요한 건 꾸준하면서도 적당히 하는 것이다. 운동을 몰아서 하게 되면 당시에는 몸이 좋아 보이지만, 운동을 멈추면 다시 체력은 약해지기 마련이다. 죽기 전까지 독립생활을 목표로 운동해 보자. 남의 도움을 받지 않고 혼자서 생활할 수 있는 상태로 말이다. 운동의 중요성을 알고 꾸준히 하는 사람이 많아졌으면 좋겠다. 운동뿐만 아니라 식습관, 생활습관, 생활환경도 건강을 위해 미리 노력하는 사람이 더 많아지길 희망해본다. 그래야 100세 시대가 편안해진다.

요약 노트

1. 100세 시대는 꾸준하고 적당한 운동이 필요하다. 그래서 연금처럼 운동해야 한다.

2. 마흔 이후에는 식습관, 생활습관, 생활환경도 건강 수명에 영향을 미치므로 운동과 더불어 신경 써야 한다.

PART 3

6가지 셀프 체력검사를 통과 못하면 경고 신호다

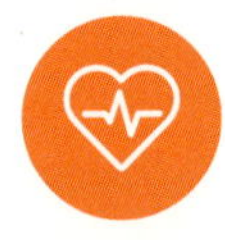

체력 측정 항목과
시니어 체력검사 기준

운동을 시작하기 전에 내 몸 상태가 어떤지 알기 위해서는 체력검사가 필요하다. 일반적으로 측정하는 성인의 체력검사는 운동을 처음 시작하는 40~50대에게 무리가 될 수 있으며, 넓은 공간과 장비가 필요해서 현실적으로 혼자서 집에서 측정하기 어렵다.

성인기 만 19세~64세 **체력 측정 항목** 국민체육진흥공단 기준

구분	요인		측정 항목
체력	건강 관련 체력	근력	상대악력
		근지구력	교차 윗몸일으키기
		심폐지구력	왕복 오래달리기
		유연성	앉아서 윗몸 앞으로 굽히기(cm)
	민첩성		왕복 달리기
	순발력		제자리 멀리뛰기

시니어 체력검사 SFT: Senior Fitness Test 는 혼자서 간단하게 측정할 수 있다. 시니어 체력검사는 미국 캘리포니아 주립대학에서 개발되었으며 미국 외에도 캐나다, 호주, 노르웨이, 스페인, 포르투갈, 일본, 중국 등 전 세계적으로 현장에서 사용하고 있다. 60세에서 94세까지의 대상자를 측정한 기준값을 기초로 한다. 건강·체력 분야에서 일상생활에 필요한 체력 요소와 기능을 수행하는 데 필요한 신체 기능을 알 수 있다.

40~50대에 운동을 처음 시작하거나 체력이 매우 약한 사람은 60~64세 기준을 하지 못하면 경고 신호로 나타낼 수 있다. 따라서 셀프 체력검사를 통해 60~64세 기준을 넘어야 한다.

시니어 체력 검사 SFT : 남성 기준

연령대별 정상 범위 점수(남성)						
측정 항목	60~64세	65~69세	70~74세	75~79세	80~84세	85~89세	90~94세
30초 의자에서 일어섰다 앉기(회)	14~19	12~18	12~17	11~17	10~15	8~14	7~12
덤벨 들기(회)	16~22	15~21	14~21	13~19	13~19	11~17	10~14
2분 제자리 걷기(회)	87~115	86~116	80~110	73~109	71~103	59~91	52~86
의자 앉아 앞으로 굽히기(cm)	-2.5~ +4.0	-3.0~ +3.0	-3.0~ +3.0	-4.0~ +2.0	-5.5~ +1.5	-5.5~ +0.5	-6.5~ +0.5
등 뒤에서 손잡기(cm)	-6.5~ 0.0	-7.5~ -1.0	-8.0~ -1.0	-9.0~ -2.0	-9.5~ -2.0	-9.5~ -3.0	-10.5~ -4.0

시니어 체력 검사 _{SFT}: 남성 기준

측정 항목(남성)	3회 평균	50~59세	60~69세	70~79세	80~89세
한 발로 서기(초)	눈 뜨고 3회	36	25.1	11.3	7.4
	눈 감고 3회	5	2.5	2.2	1.4

시니어 체력 검사 _{SFT}: 여성 기준

연령대별 정상 범위 점수(여성)							
측정 항목	60~64세	65~69세	70~74세	75~79세	80~84세	85~89세	90~94세
30초 의자에서 일어섰다 앉기(회)	12~17	11~16	10~15	10~15	9~14	8~13	4~11
덤벨 들기(회)	13~19	12~18	12~17	11~17	10~16	10~15	8~13
2분 제자리 걷기(회)	75~107	73~107	68~101	68~100	60~90	55~85	44~72
의자 앉아 앞으로 굽히기(cm)	-0.5~ +5.0	-0.5~ +4.5	-1.0~ +4.0	-1.5~ +3.5	-2.0~ +3.0	-2.5~ +2.5	-4.5~ +1.0
등 뒤에서 손잡기 (cm)	-3.0~ +1.5	-3.5~ +1.5	-4.0~ +1.0	-5.0~ +0.5	-5.5~ +0.0	-7.0~ -1.0	-8.0~ -1.0

시니어 체력 검사 _{SFT}: 여성 기준

측정 항목(남성)	3회 평균	50~59세	60~69세	70~79세	80~89세
한 발로 서기(초)	눈 뜨고 3회	38.1	28.7	18.3	5.6
	눈 감고 3회	4.5	3.1	1.3	1.3

자료: Roberta E. Rikli & C. Jessie Jones, Senior Fitness Test Manual [19]

운동 난이도 ★★☆☆☆

1 검사 목적

- 하체 근력을 측정하기 위함이다.

2 방법

- 양 팔을 교차해서 가슴에 대고 30초 동안 의자에서 앉았다 일어서기를 반복한 다음 횟수를 측정한다.

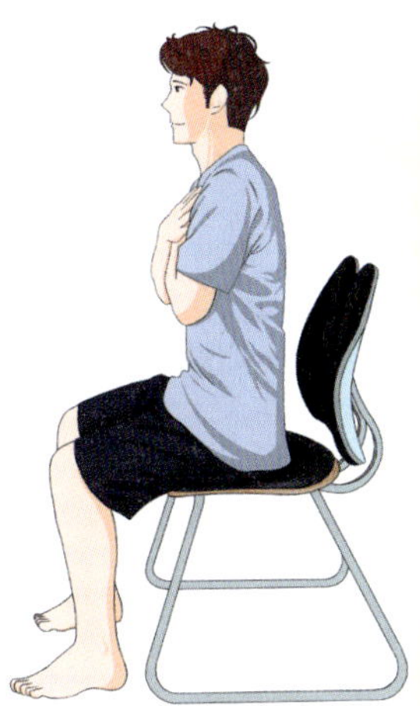

① **시작 자세**

- 바른 자세로 의자에 앉는다.
- 두 팔을 교차해 가슴 앞에 놓는다.

② **운동 자세**

- 의자에서 일어난다.
- 일어섰을 때 무릎은 펴고 상체를 세우는 자세를 취한다.
- 30초 동안 반복한다.

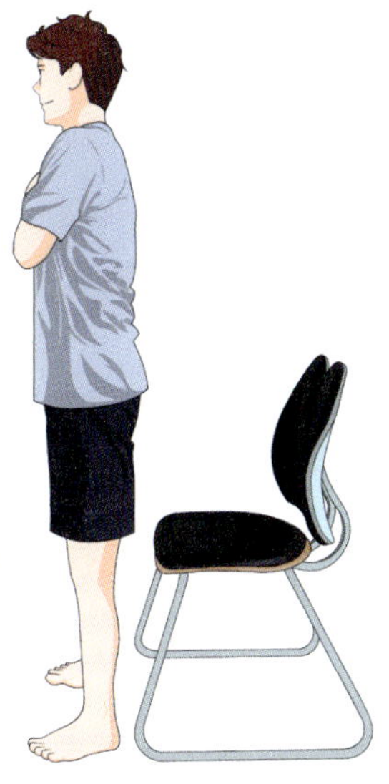

3 유의사항

- 의자가 잘 고정되는지 확인하고 안전하게 시행한다.
- 중간에 휴식을 취해도 상관없지만 시간은 계속 잰다.

> ★ 30초 동안 남자는 20회, 여자는 18회가 가능해야 한다.

30초 덤벨 들기

1 검사 목적

- 상체 근력을 측정하기 위함이다.

2 방법

- 남성은 3kg, 여성은 2kg 덤벨아령을 준비한다.
- 한 손주로 사용하지 않는 손에 덤벨을 잡는다.
- 30초 동안 팔꿈치를 최대한 구부리고 펴는 횟수를 측정한다.

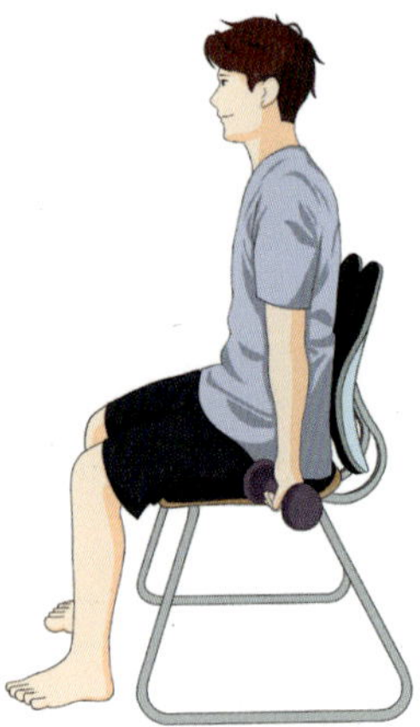

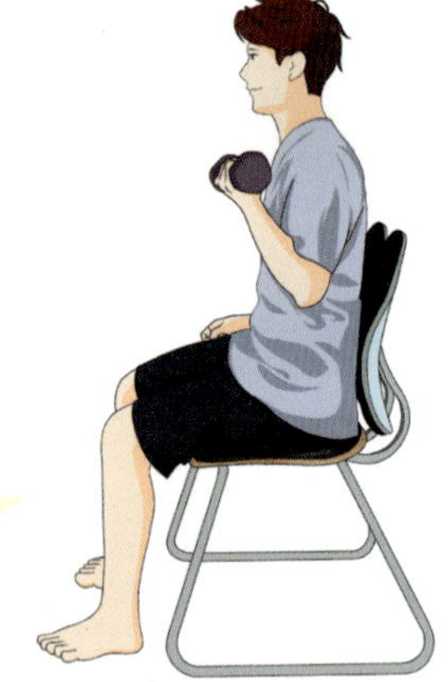

3 유의사항

- 의자가 잘 고정되는지 확인하고 안전하게 시행한다.
- 중간에 휴식을 취해도 상관없지만 시간은 계속 잰다.

★ 30초 동안 남자는 23회, 여자는 20회가 가능해야 한다.

운동 난이도 ★★☆☆☆

1 검사 목적

- 전신 지구력을 측정하기 위함이다.

2 방법

- 자신의 허벅지 중간 높이를 앞에 표시한다.
- 2분 동안 표시한 높이까지 좌우 무릎을 교대로 들어 올린 횟수를 측정한다.

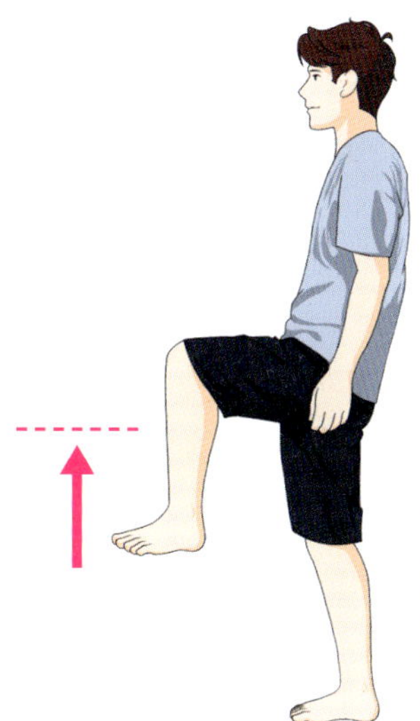

① 시작 자세

- 똑바로 선 상태에서 정면을 본다.
- 왼쪽 다리를 표시 선까지 들어 올린다.

② 운동 자세

- 오른쪽 다리를 표시 선까지 들어 올린다.
- 반드시 좌우 한 번씩 번갈아가며 무릎을 들어올린다.
- 2분 동안 시행한다.

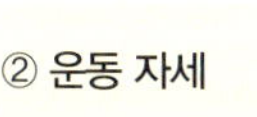

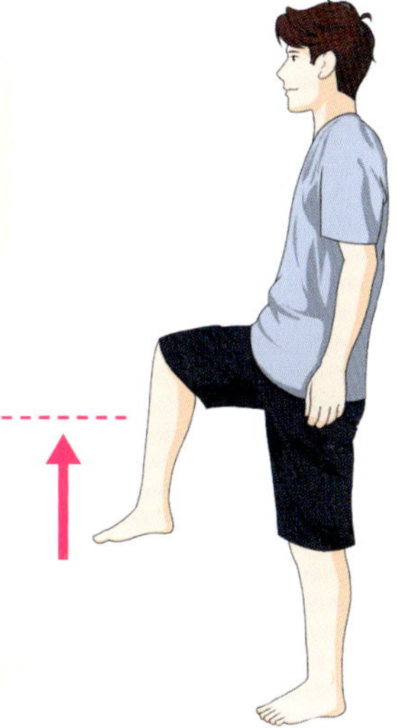

3 유의사항

- 표시한 선까지 다리를 올리지 않으면 횟수에서 제외한다 표시한 선까지 올려야 가능한 것으로 본다.
- 그림처럼 표시 선보다 무릎이 더 위로 올라가도 상관없다.
- 중간에 휴식을 취해도 상관없지만 시간은 계속 잰다.
- 넘어지지 않게 조심한다.

> ★ 2분 동안 남자는 116회, 여자는 108회가 가능해야 한다.

운동 난이도 ★★☆☆☆

1 검사 목적

- 하체 유연성을 측정하기 위함이다.

2 방법

- 의자에 앉아 한쪽 무릎은 길게 뻗고 상체를 숙여 손가락 끝이 발끝에 닿게 측정한다.
- 손가락 끝이 발끝을 넘어갔을 경우 '+', 안 닿을 때는 '−'로 기록한다.

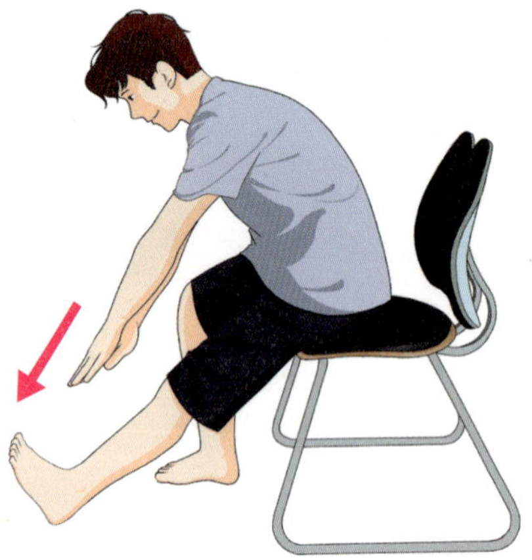

① 시작 자세

- 의자에 앉아 두 손을 앞으로 모은다.
- 측정하고자 하는 다리의 무릎을 편다.

② 운동 자세

- 허리를 구부려 손을 뻗는다.
- 이때 손가락 끝을 최대한 뻗어 발끝을 닿거나 넘어가게 한다.
- 발목을 몸 쪽으로 최대한 당긴다.
- 좌우 모두 시행한다.

3 유의사항

- 의자가 잘 고정되는지 확인하고 안전하게 시행한다.
- 상체를 숙인 상태는 10초 이상 넘지 않게 측정한다.

★ 남자는 +4cm, 여자는 +5cm가 가능해야 한다.

운동 난이도 ★★☆☆☆

1 검사 목적

- 어깨의 유연성을 측정하기 위함이다.

2 방법

- 양손을 등 뒤로 돌려 손가락이 서로 닿도록 하고 손가락 사이의 거리를 측정한다.
- 손이 만났을 경우 '+', 안 만났을 경우 '–'로 기록한다.

① 시작 자세

- 똑바로 선 상태에서 정면을 본다.

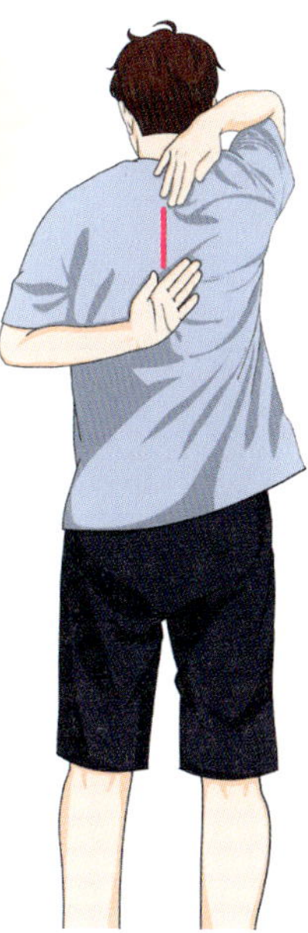

② 운동 자세

- 한 팔을 위로 들어 팔꿈치를 구부린다.
- 반대 팔은 아래로 돌려 팔꿈치를 구부린다.
- 손이 최대한 닿게 하고 손끝 사이 거리를 잰다.
- 좌우 모두 시행한다.

3 유의사항

- 무리하게 목을 숙이거나 등을 구부려서 손을 닿지 않는다.
- 팔을 뒤로 할 때 10초 이상 넘지 않게 측정한다.

> ★ 남자는 0cm, 여자는 +1.5cm가 가능해야 한다.

한 발로 서기

운동 난이도 ★★★☆☆

1 검사 목적

- 균형성 _{평형감각}을 측정하기 위함이다.

2 방법

- 한 발 서기를 하는 동안 시간을 측정한다.
- 들고 있는 다리가 바닥에 닿으면 측정 시간을 종료한다.

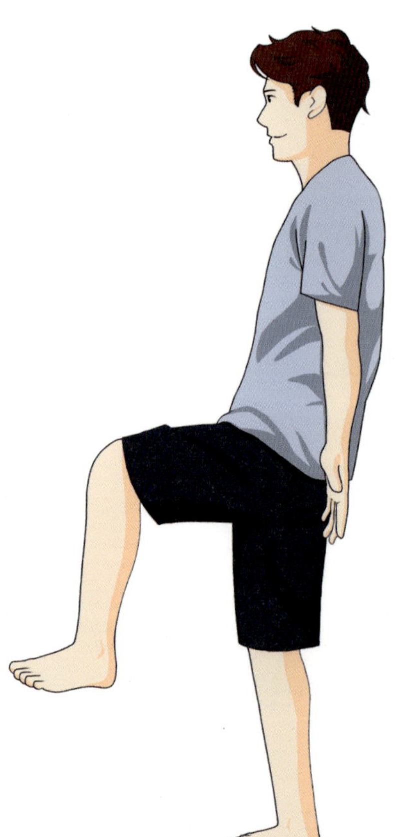

② 운동 자세

- 양손은 가슴에 교차해서 댄 후 시간을 측정한다.
- 무릎 높이가 허벅지와 수평이 되게 들고 있어야 한다.
- 좌우 모두 시행한다.

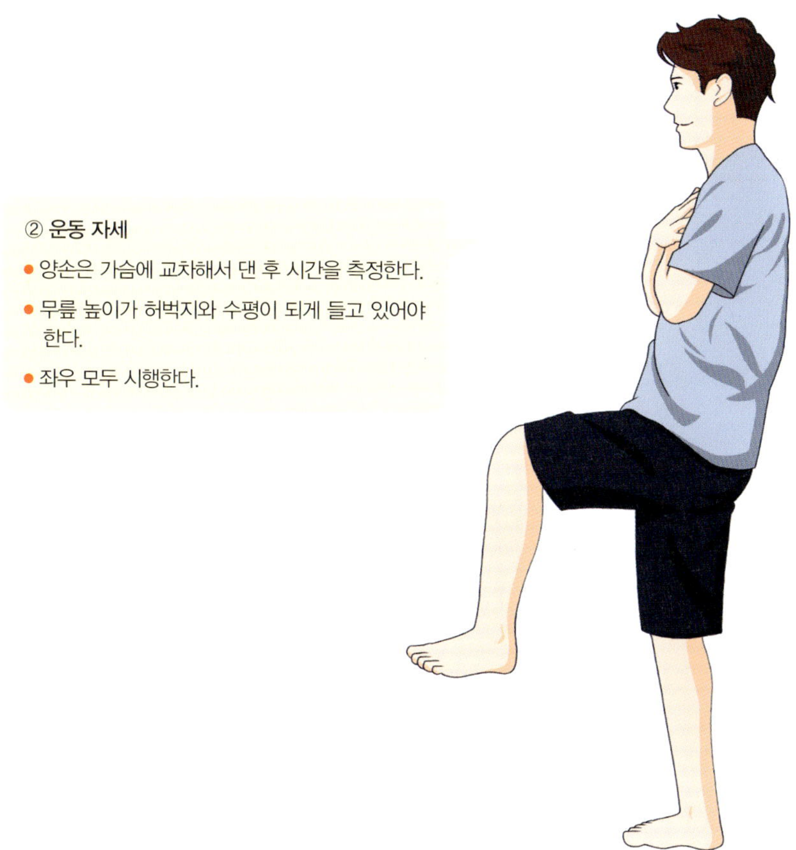

3 유의사항

- 넘어지지 않도록 조심한다.
- 눈 감고 한 발 서기는 위험할 수 있어서 반드시 하지 않아도 된다.
- 3회를 측정해서 평균값을 기록한다.

★ 남자는 36초, 여자는 38.1초가 가능해야 한다.

유연성 운동:
내 몸을 좀 더 부드럽게

운동 난이도 ★☆☆☆☆

목은 7개의 척추뼈 경추로 이루어져 있다. 구부정한 자세에서 고개를 들거나 회전할 때 목 뒤쪽 근육들이 뭉치게 되는데, 후두골을 중심으로 근육을 풀어주면 움직임이 좋아진다. 이때 가볍게 압력을 줘서 풀어야 효과적이다.

1 운동 목적

- 후두하근과 목 뒤쪽 근육들을 풀어서 관절 움직임을 증가시킨다.

2 운동 방법

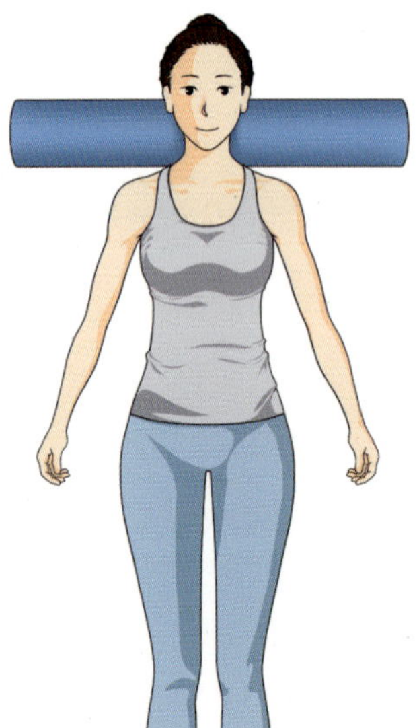

① 시작 자세

- 천장을 보고 눕는다.
- 폼롤러를 후두골 아래에 놓는다.
- 체중을 이용해 후두골 아래 근육(후두하근)을 누른다.

> **Tip**
> ★ 폼롤러가 흘러가지 않도록 잘 고정한다.

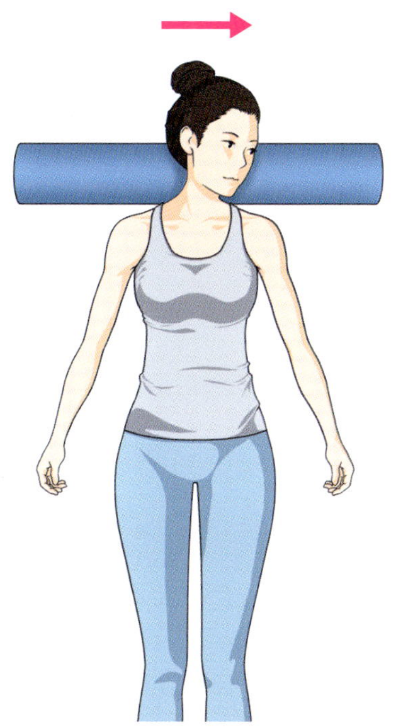
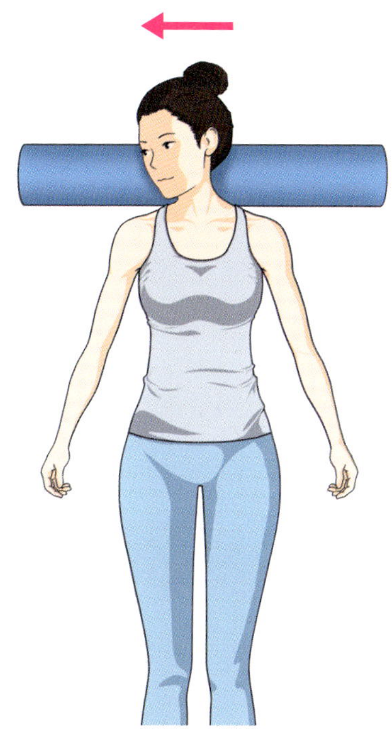

② 운동 자세

- 목을 좌우로 천천히 번갈아 가면서 풀어 준다.
- 이때 체중을 계속 실으면서 아픈 부위를 집중적으로 푼다.

★ 충분히 풀릴 때까지 반복한다.
★ 무리하게 오래 하지 않는다.

운동 난이도 ★★★☆☆

등은 12개의 척추뼈_{흉추}로 이루어져 있다. 갈비뼈와 앞쪽의 가슴뼈로 이어지며 내장기관을 보호하고 호흡에 영향을 미친다. 의자에 오래 앉아 있거나 구부정한 경우 등이 매우 뻣뻣해진다. 그래서 목, 어깨, 허리에 통증이 있다면 등을 잘 펴고 회전하는 유연성이 꼭 필요하다. 반듯한 척추 자세를 위해서 등을 잘 펴는 습관을 들이자.

1 운동 목적

- 굽은 등을 펴주고 흉추의 움직임을 증가시킨다.

2 운동 방법

① 시작 자세

- 등에 폼롤러를 놓고 양팔은 목 뒤에 놓는다.
- 무릎을 구부리고 다리를 어깨너비로 벌린다.
- 폼롤러가 굴러가지 않도록 위치를 고정한다.

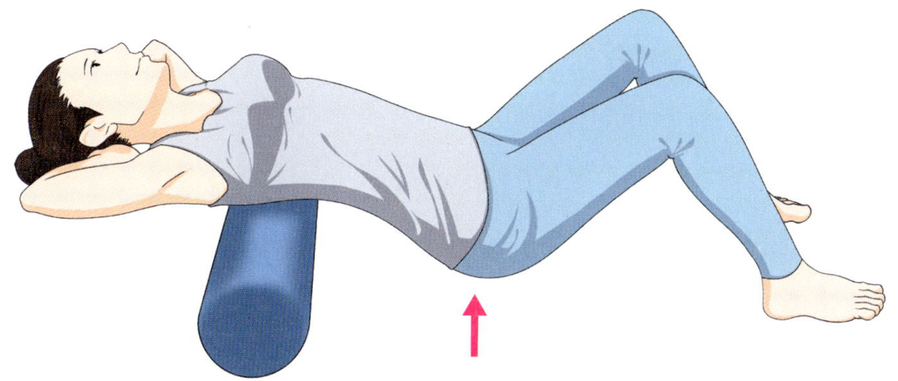

② 운동 자세

- 엉덩이를 살짝 들면서 몸통과 팔을 뒤로 젖힌다.
- 익숙해지면 최대한 몸통과 팔을 뒤로 젖힌다.
- 다시 시작 자세로 돌아온 다음 반복한다.
- 처음 10회 시행하고 10회씩 늘려나간다.

  예) 10회 → 20회 → 30회, 최대 100회
- 폼롤러를 등 위쪽으로 더 올려서 똑같이 시행한다.

Tip

★ 무리하게 오래하지 않는다.

★ 목 앞쪽에 힘이 들어가거나 불편하면 멈춘다.

운동 난이도 ★★★☆☆

광배근_{넓은등근}은 허리부터 등, 어깨, 팔까지 광범위하게 위치하는 근육으로 물체를 들 때 지렛대로 큰 힘을 내게 한다. 광배근이 짧아지고 굳게 되면 상체도 따라 굽는다. 짧아진 광배근은 어깨와 허리 통증에 영향을 주기도 한다. 따라서 광배근을 잘 풀어야 등이 펴지고, 팔이 잘 올라가게 된다. 광배근 풀기는 허리와 어깨 통증 감소를 위해서도 필요하다.

1 운동 목적

- 등을 펴고 팔을 잘 올라가게 한다.

2 운동 방법

① 시작 자세

- 옆으로 누운 다음 폼롤러를 윗갈비뼈 밑에 둔다.
- 팔꿈치는 바닥에 대고 손은 머리 뒤를 받친다.
- 다른 손으로 바닥을 짚어서 몸통이 앞뒤로 넘어가지 않게 한다.

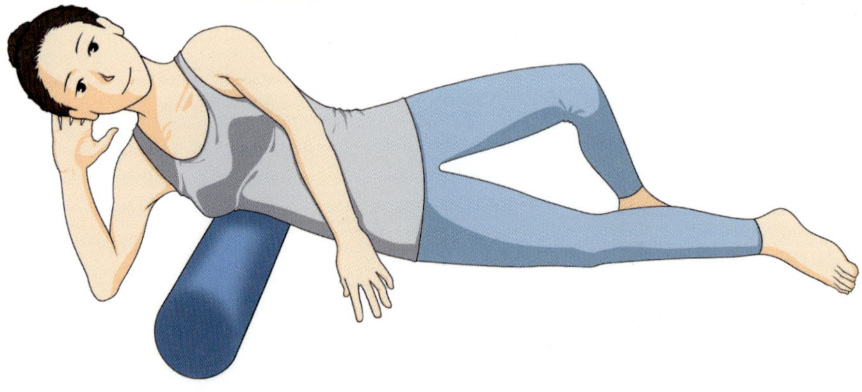

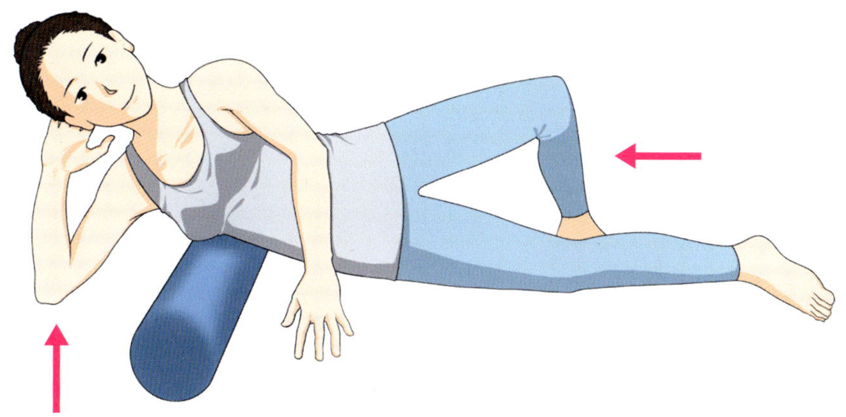

② 운동 자세

- 다리를 접으면서 윗갈비뼈에서 겨드랑이까지 움직인다.
- 다시 처음 자세로 돌아온 다음 반복한다.
- 처음 10회 시행하고 10회씩 늘려나간다.

  예) 10회 2세트 → 10회 3세트

★ 몸통이 과도하게 앞뒤로 넘어가지 않게 한다.

★ 무리하게 오래 하지 않는다.

운동 난이도 ★★☆☆☆

장요근_{엉덩허리근}은 허리뼈 앞쪽에서 넙다리뼈_{대퇴골}에 붙는 근육이다. 고관절_{골반과 넙다리뼈를 잇는 관절}을 구부리게 하고 골반을 앞쪽으로 기울이게 한다. 이 장요근이 과도하게 짧아지면 허리에 통증이 생기기도 한다.

1 운동 목적

- 장요근을 늘려서 골반과 허리 움직임을 증가시키고 통증을 감소시킨다.

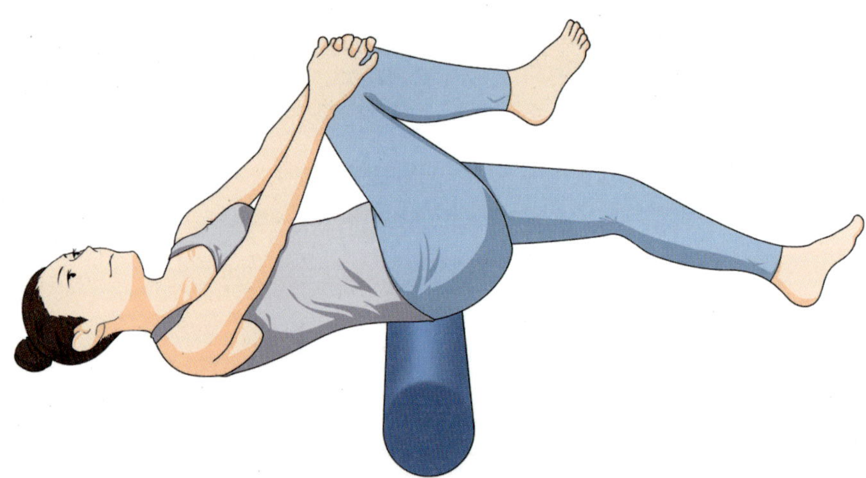

① 시작 자세

- 폼롤러를 꼬리뼈 위 엉치뼈에 놓고 천장을 보고 눕는다.
- 무릎을 몸 쪽으로 구부린 다음 두 손을 이용해서 잡는다.
- 붙잡은 다리를 최대한 가슴 쪽으로 당긴다.

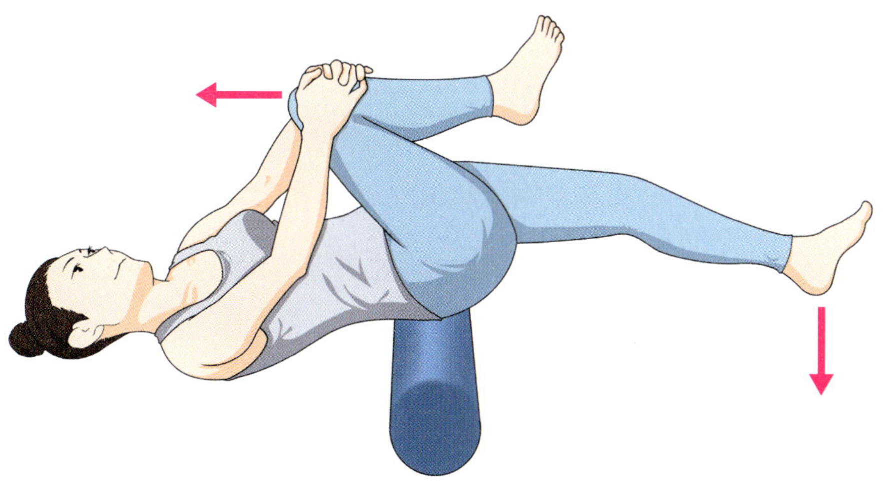

② 운동 자세

- 뻗은 다리(장요근 늘리는 다리)를 최대한 일자로 만들고 바닥 쪽으로 누른다.
- 늘리는 다리 무릎을 최대한 일자로 편다.
- 한 자세에서 30초 동안 유지해야 효과적이다.
- 반대쪽과 번갈아 가며 시행한다.

대퇴근막장근 풀기

대퇴근막장근_{허벅지 바깥쪽 근육}은 넙다리뼈 바깥쪽부터 무릎까지 이어지는 단단한 근육이다. 대퇴근막장근이 짧아지고 긴장이 되면 무릎을 잡아당겨 통증을 일으킬 수 있다. 이 근육을 풀 때는 폼롤러를 대기만 해도 통증이 있는 경우가 많으므로 동작에 주의를 기울여야 한다.

1 운동 목적

- 대퇴근막장근을 풀어서 무릎 통증을 감소시키고 움직임을 부드럽게 만든다.

2 운동 방법

① 시작 자세

- 옆으로 누운 후 허벅지 바깥쪽에 폼롤러를 고정한다.
- 대퇴근막장근을 이완시키는 다리는 펴고, 반대쪽 다리는 구부린다.
- 한 손은 바닥에 팔꿈치를 대고, 반대 손은 바닥을 짚는다.

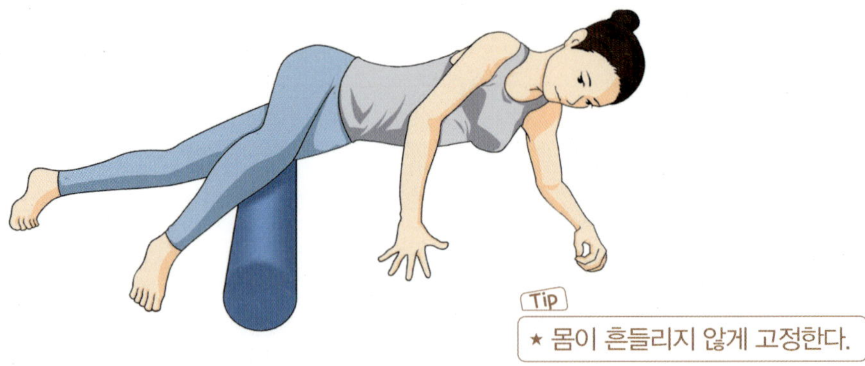

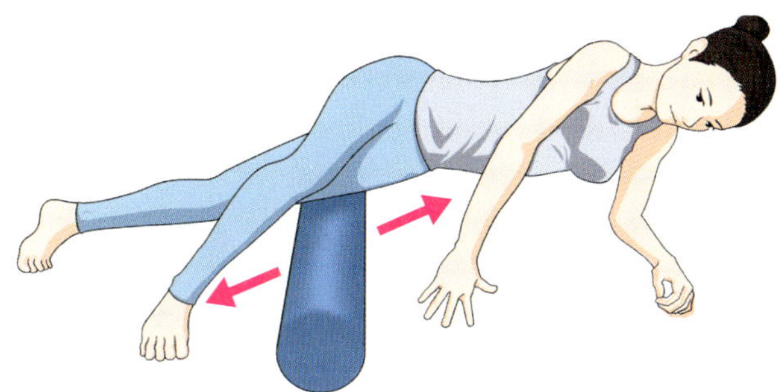

② 운동 자세

- 구부린 다리와 팔을 이용해 허벅지 바깥쪽을 위아래로 체중을 싣고 움직여서 근육을 푼다.
- 한쪽을 충분히 풀고 반대쪽을 시행한다.
- 양 손바닥을 펴 바닥을 지탱한 뒤 위와 똑같이 시행한다.
- 둘 중 편한 방법으로 시행하면 된다.

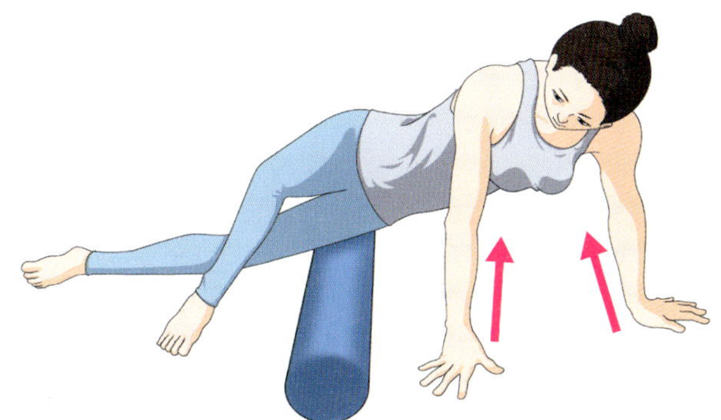

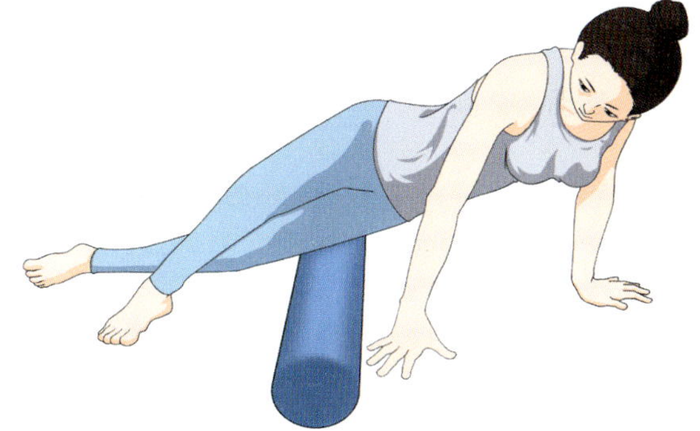

★ 폼롤러를 대기만 해도 아프다면 가만히 멈춰서 이완시킨다.

★ 무리하게 오래 하지 않는다.

운동 난이도 ★★☆☆☆

다리 모음근_{고관절 내전근}은 다리를 안쪽으로 모으는 근육이다. 다리를 모으는 습관과 다리에 힘을 많이 줬을 때 근육이 짧아진다. 이 근육은 짧아지거나 굳으면 골반이 앞으로 기울어지거나 틀어지게 만든다. 또한 무릎 X 다리의 원인 중의 하나가 되기도 한다. '대퇴근막장근 풀기'와 마찬가지로 이 근육을 풀 때는 폼롤러를 대기만 해도 통증이 있는 경우가 많으므로 동작에 주의를 기울여야 한다.

1 운동 목적

- 다리 모음근을 풀어서 무릎 통증을 감소시키고 움직임을 부드럽게 만든다.

2 운동 방법 1

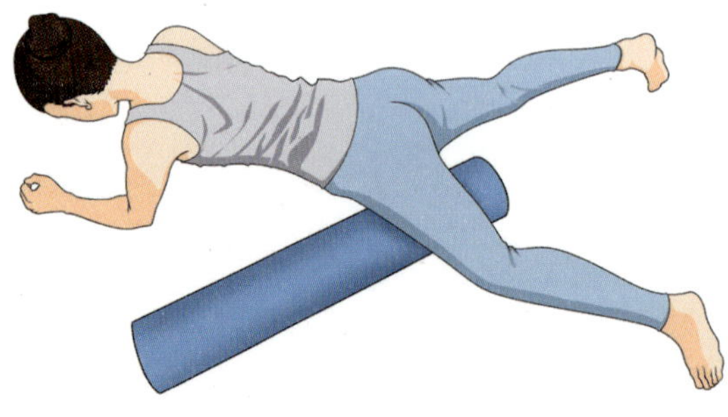

① 시작 자세

- 바닥을 바라보고 누운 다음 다리를 양쪽으로 벌린다.
- 허벅지 안쪽에 폼롤러를 댄다.
- 양쪽 팔꿈치는 구부려서 바닥에 안정적으로 고정한다.

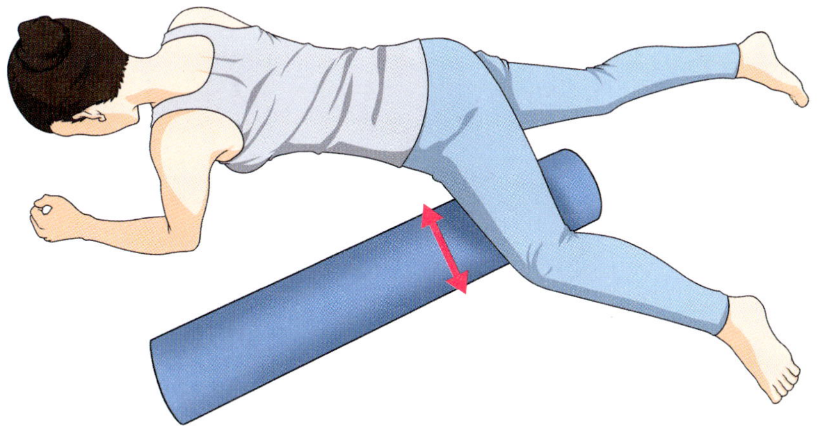

② 운동 자세

- 무릎을 구부리고 펴면서 체중을 싣는다.
- 위아래로 움직여 다리 모음근을 이완시킨다.
- 한쪽을 충분히 풀고 난 뒤에 반대쪽을 똑같이 시행한다.

Tip

★ 폼롤러를 대기만 해도 아프다면 가만히 멈춰서 이완시킨다.

★ 무리하게 오래 하지 않는다.

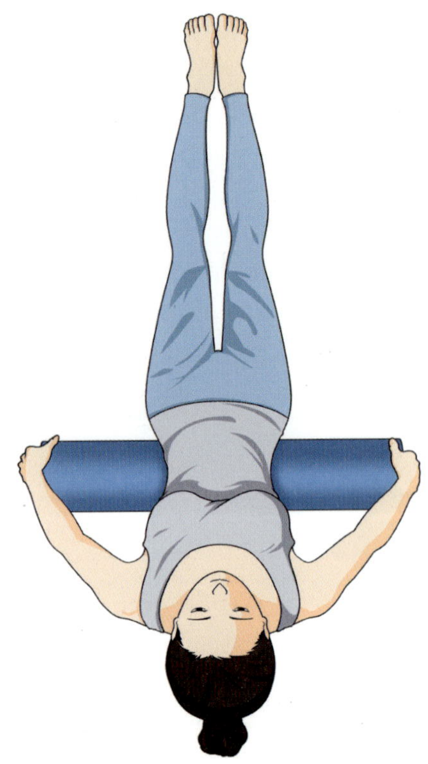

① 시작 자세

- 천장을 보고 똑바로 눕는다.
- 무릎을 구부리고 폼롤러를 엉치뼈(허리 밑에 골반뼈)에 놓는다.
- 폼롤러가 굴러가지 않도록 양손을 이용하여 안정적으로 잡는다.
- 무릎을 위로 쭉 펴고 다리는 모은다.

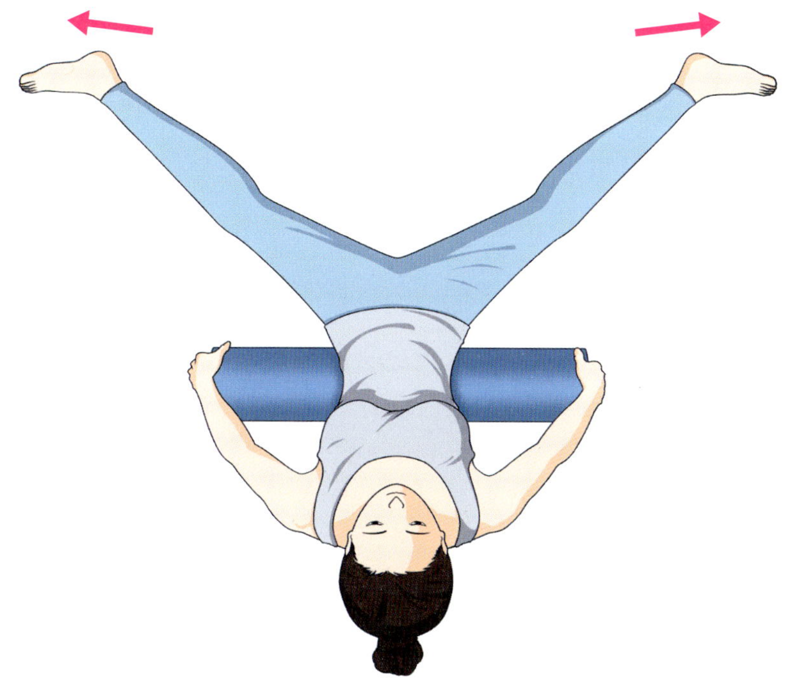

② 운동 자세

- 다리를 최대한 벌리며 다리 모음근을 늘린다.
- 다시 다리를 모으고 벌리는 동작을 천천히 반복한다.
  예) 10회 2세트 → 10회 3세트

Tip

★ 근육이 늘어나는 느낌을 충분히 인지해야 한다.

운동 난이도 ★★☆☆☆

대퇴사두근_{앞쪽 허벅지 근육인 넙다리 네갈래근}은 허벅지 앞쪽에 있는 강하고 큰 근육이다. 무릎을 펴는 동작과 고관절을 구부리는 동작을 한다. 대퇴사두근이 짧아지고 뭉치면 골반을 앞쪽으로 기울여 허리에 영향을 주며 무릎 통증을 일으키기도 한다.

1 운동 목적

- 대퇴사두근을 풀어서 무릎 통증을 감소시킨다.
- 무릎과 고관절을 움직임을 부드럽게 만든다.

2 운동 방법

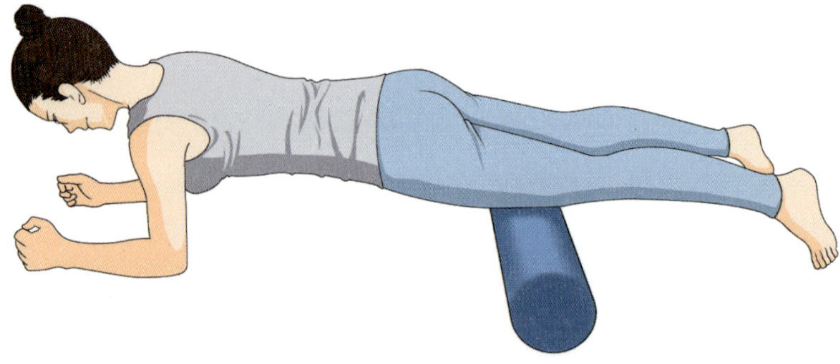

① 시작 자세

- 바닥을 바라보고 누운 다음 폼롤러를 허벅지 중간 부위에 놓는다.
- 양쪽 팔꿈치는 구부려서 바닥에 안정적으로 고정한다.

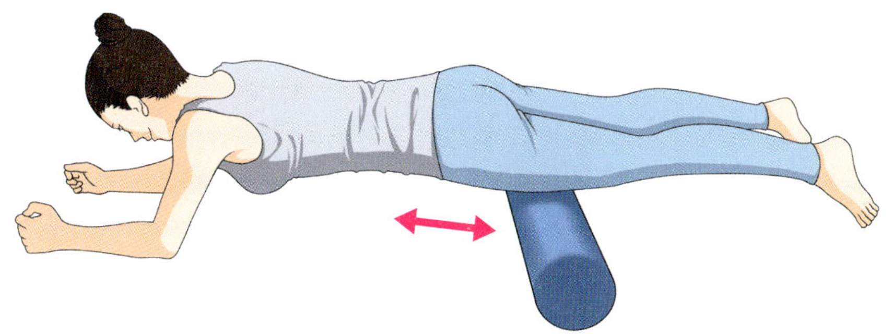

② 운동 자세

- 팔꿈치를 펴고 구부리면서 체중을 실어 위아래로 움직이며 대퇴사두근을 이완시킨다.
- 충분히 풀릴 때까지 반복한다.

Tip

★ 폼롤러를 대기만 해도 아프다면 가만히 멈춰서 이완시킨다.

★ 운동할 때 팔꿈치를 구부리고 펴면서 체중을 싣는 것이 중요하다.

종아리 풀기

　　종아리 근육은 걷거나 앉아있거나 서 있을 때 계속 쓰이는 근육이다. 쉽게 붓거나 뭉치기 때문에 잘 풀어주고 늘려줘야 한다. 특히 '제2의 심장'으로 불리는 이 종아리 근육에 수축-이완이 잘 일어나야 혈액 순환이 잘된다.

1 운동 목적

- 종아리의 뭉침과 뻣뻣함을 풀어준다.

2 운동 방법 1

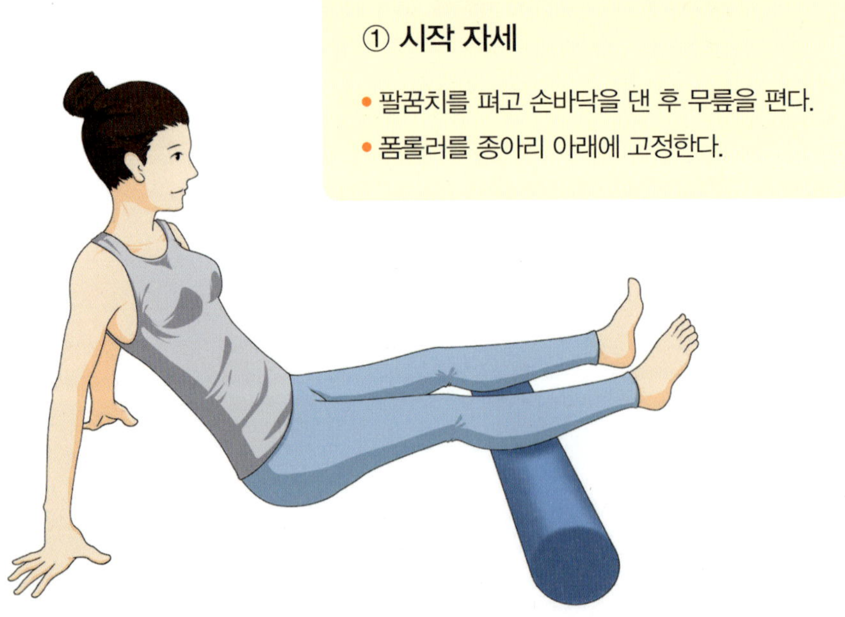

① 시작 자세

- 팔꿈치를 펴고 손바닥을 댄 후 무릎을 편다.
- 폼롤러를 종아리 아래에 고정한다.

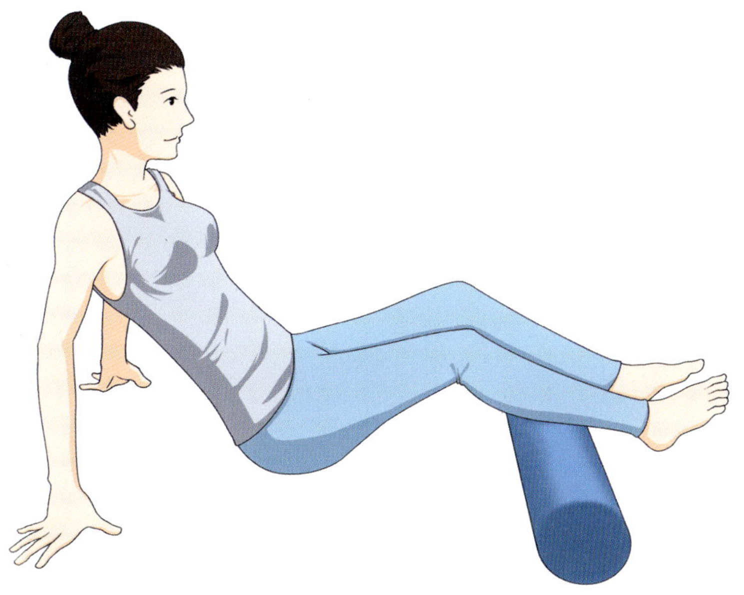

② 운동 자세

- 무릎을 구부리고 펴면서 체중을 싣는다.
- 아픈 부위를 찾아 종아리 근육을 이완시킨다.
- 충분히 풀릴 때까지 반복한다.

Tip

★ 폼롤러를 대기만 해도 아프다면 가만히 멈춰서 이완시킨다.

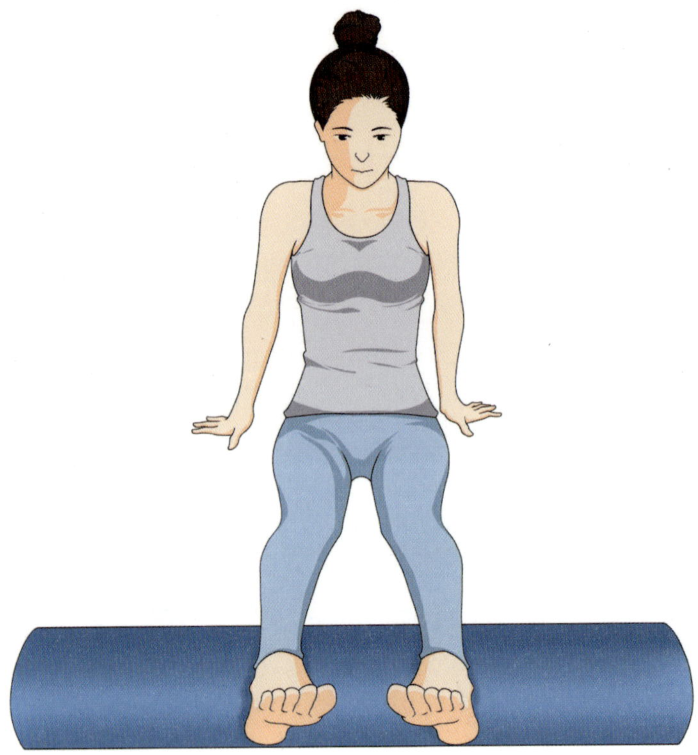

① 시작 자세

- 팔꿈치를 펴고 손바닥을 댄 후 무릎을 편다.
- 폼롤러를 종아리 아래에 고정한다.

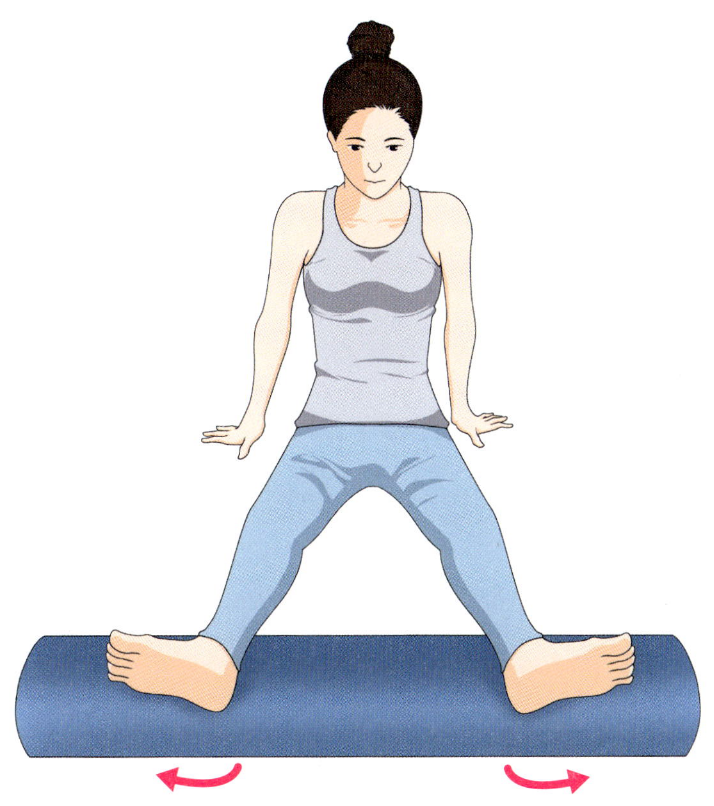

② 운동 자세

- 같은 자세에서 발을 안쪽으로 모았다 벌렸다 회전하면서 종아리 근육을 푼다.
- 앞뒤로 하는 것보다 자극적이므로 체중을 싣는 압력을 조절하며 반복한다.

★ 폼롤러를 대기만 해도 아프다면 가만히 멈춰서 이완시킨다.

팔 뻗어 몸통 뒤로 젖히기

'팔 뻗어 몸통 뒤로 젖히기' 동작은 책장을 넘기는 모양처럼 보여서 '오픈 더 북open the book'이라고도 한다. 뒤로 젖히는 동작을 통해 가슴과 배 근육을 늘리고 등을 펴게 한다. 이 동작은 특히 허리 통증을 줄이고 어깨와 등을 펴주는 데 효과적이다.

1 운동 목적

- 가슴과 배 근육을 늘리고 어깨와 등을 펴준다.

2 운동 방법

> ### ① 시작 자세
>
> - 베개를 베고 옆으로 누운 자세로 무릎과 고관절을 90도로 구부린다.
> - 스트레칭하는 팔을 앞으로 쭉 뻗는다.
> - 다른 손은 무릎에 대고 벌어지지 않도록 지지한다.

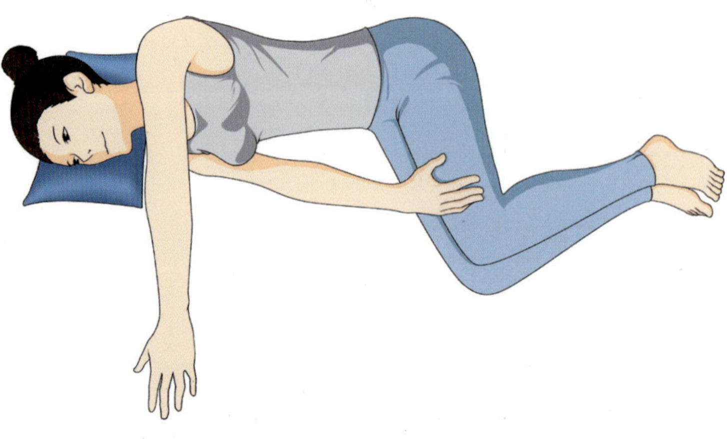

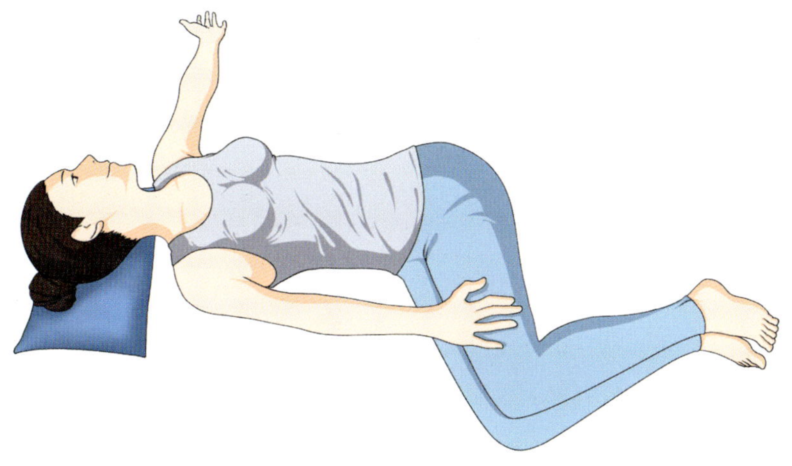

② 운동 자세

- 스트레칭하는 팔을 뒤로 넘겨 손등이 최대한 바닥에 닿게 한다.
- 날개뼈(견갑골)도 바닥에 닿게끔 한다.
- 이때 시선은 자연스럽게 뒤로 넘긴 팔을 향한다.
- 어깨와 등이 펴지는 느낌을 느끼며 30초 정도 유지한다.
  예) 1회(30초) × 10회
- 반대쪽도 똑같이 시행한다.

Tip

★ 스트레칭할 때 끝 범위에서 튕기는 반동을 하면 안 되며 천천히 부드럽게 늘려준다.

★ 허리 통증이 있을 경우 동작을 멈춘다.

이상근 스트레칭

이상근_{궁둥구멍근}은 엉치뼈에서 고관절로 이어지는 근육이다. 이 근육이 짧아져 있으면 신경을 눌러 허리 통증을 일으키며, 다리가 저리는 증상이 생길 수 있다.

1 운동 목적

- 이상근을 늘리고 통증을 줄인다.

2 운동 방법

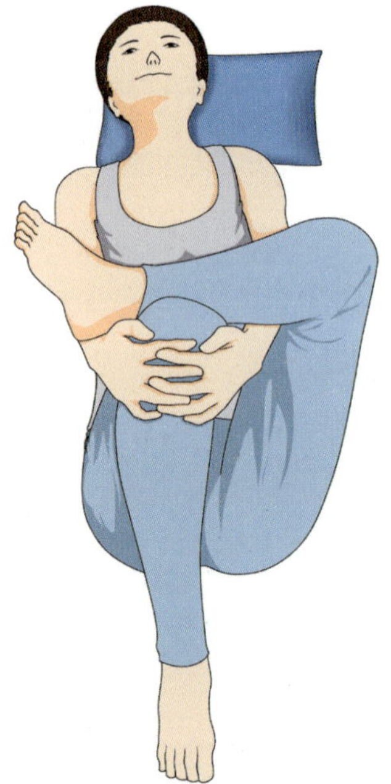

① 시작 자세

- 천장을 바라보고 눕는다.
- 무릎을 구부리고 위쪽으로 한쪽 다리를 꼬듯 올린다.
- 다리를 올린 쪽이 스트레칭하는 부위이다.
- 양손을 이용해 아래 다리 무릎을 잡아 고정시킨다.

Tip

★ 스트레칭 시 끝 범위에서 팅기는 반동을 하면 안 되며 최대한 부드럽게 늘려준다.

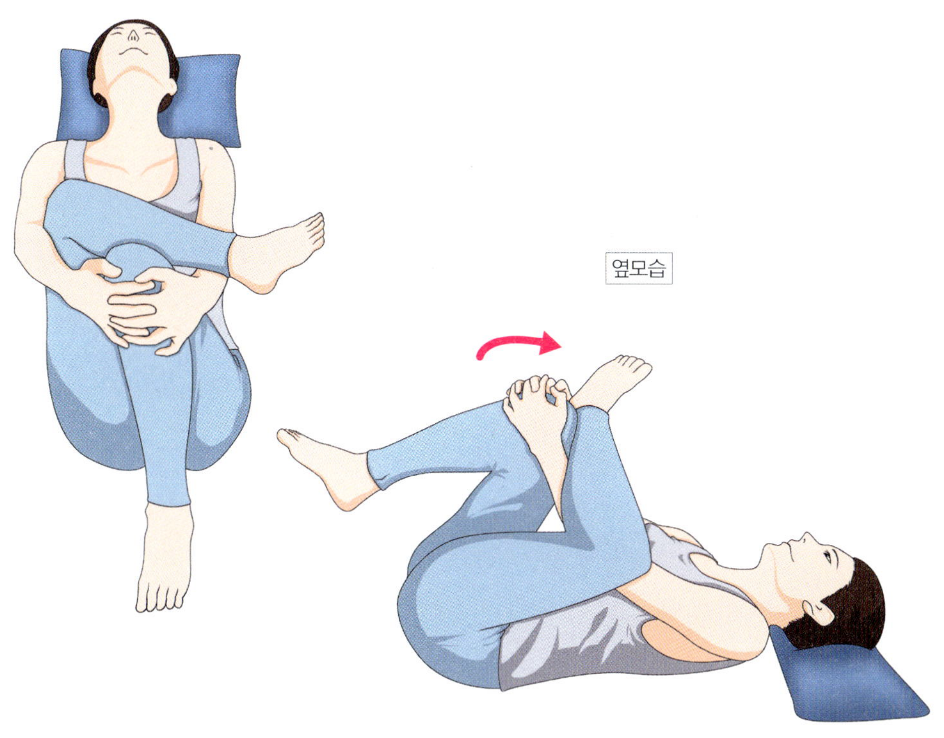

② 운동 자세

- 양손을 가슴 쪽으로 최대한 잡아당겨 이상근을 늘린다.
- 근육이 늘어나는 느낌을 느끼며 30초 정도 유지한다.
  예) 1회(30초) × 10회
- 좌우 번갈아 가며 똑같이 시행한다.

Tip

★ 골반 앞쪽이나 허리에 통증이 생기면 동작을 멈춘다.

운동 난이도 ★★★★☆

종아리 · 햄스트링이 과도하게 짧아지면 허리와 무릎 통증에 영향을 미친다. 이 스트레칭을 해야 하는 이유는 햄스트링 ^{허벅지 뒤 근육}과 종아리 근육을 늘리기 위함이다. 오래 앉아 있거나 무릎을 구부려 힘을 주면 햄스트링과 종아리 근육이 짧아지고 뻣뻣해진다.

1 운동 목적

- 햄스트링과 종아리 근육을 늘려준다.

2 운동 방법

① 시작 자세

- 천장을 보고 누운 자세에서 무릎과 고관절을 90도로 만든다.
- 양손은 바닥에 안정적으로 놓는다.

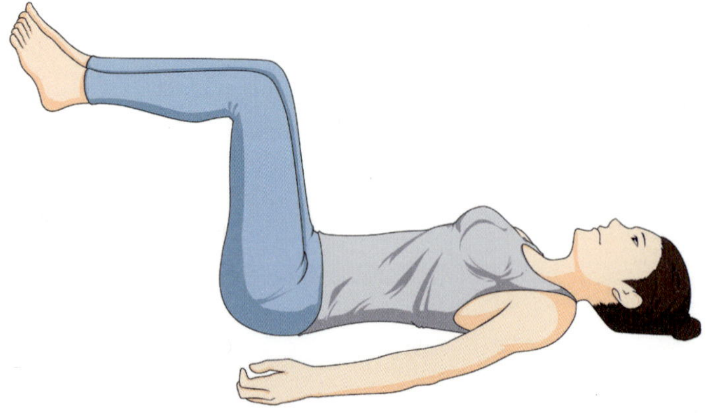

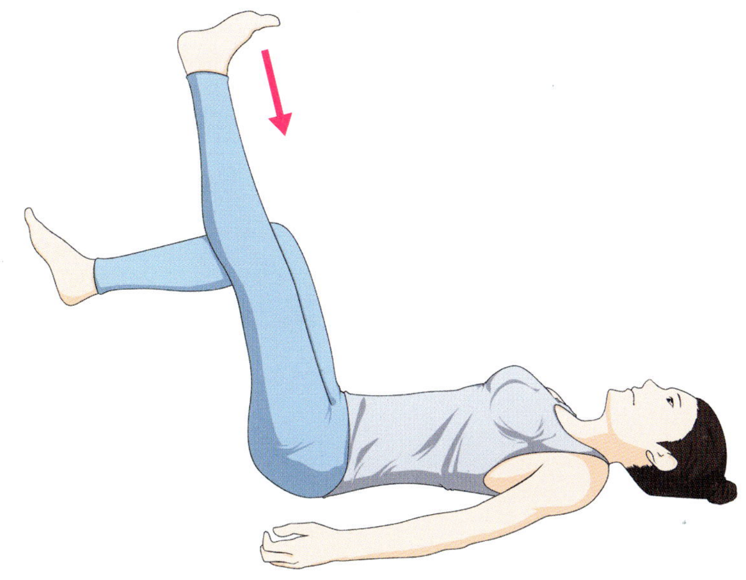

② 운동 자세

- 스트레칭하는 다리의 무릎을 뻗고 유지한다.
- 이때 발목까지 발등 쪽으로 젖히면 최대로 늘어난다.
- 스트레칭이 되는 느낌을 느끼며 30초 정도 유지한다.
  예) 1회(30초) × 10회
- 좌우 번갈아 가며 시행한다.

Tip

★ 스트레칭 시 끝 범위에서 튕기는 반동을 주면 안 되며 최대한 부드럽게 늘려준다.

★ 대부분 종아리 근육이 짧기 때문에 무리하지 않고 조금씩 늘려나간다.

★ 다리가 저리거나 통증이 있으면 바로 동작을 멈춘다.

상체 들어 올리기

'상체 들어 올리기'는 복근, 가슴근, 목 앞쪽 근육을 동시에 늘릴 수 있다. 상체 앞쪽이 굳거나 짧아지면 구부정하고 호흡이 얕거나 불편해진다. 오래 앉아 있거나 몸을 숙이면서 일하느라 앞쪽 근육이 짧아진 사람은 이 동작을 통해 상체 앞쪽 근육을 늘릴 수 있다.

1 운동 목적

- 복근, 가슴근, 목 앞쪽 근육을 동시에 늘릴 수 있다.

2 운동 방법

① 시작 자세

- 엎드린 상태에서 양 팔꿈치를 구부리고 양손을 바닥에 댄다.

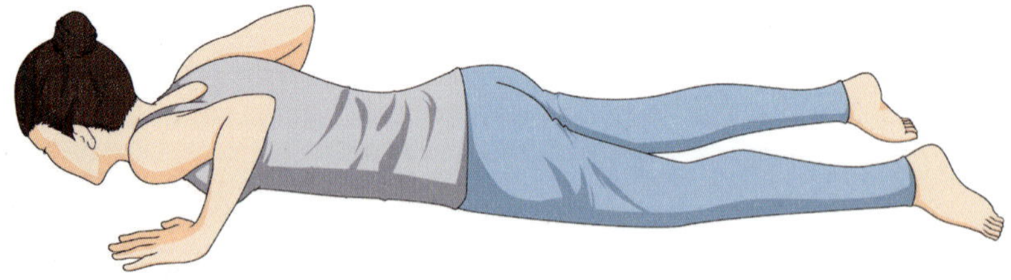

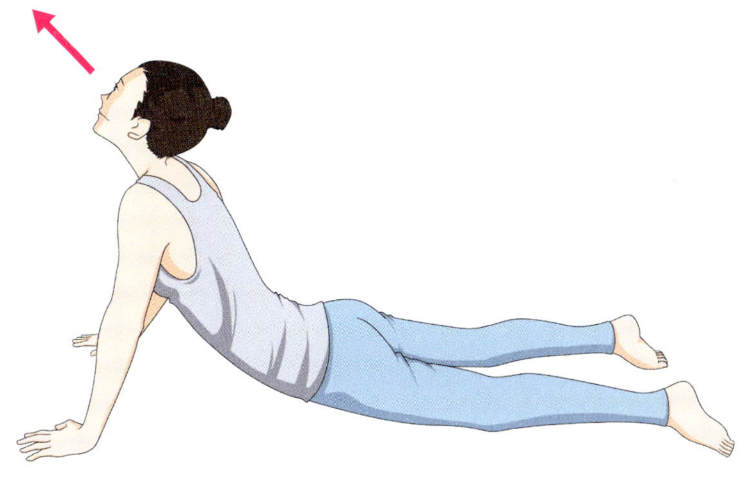

② 운동 자세

- 팔꿈치를 펴서 상체를 들어 올린다.
- 이때 앞쪽 골반은 바닥에 떨어지지 않게 유지한다.
- 시선은 천장을 향해 목 앞쪽 근육을 늘린다.
- 스트레칭이 되는 느낌을 느끼며 30초 정도 유지한다.

예) 1회(30초) × 10회

Tip

★ 스트레칭 시 끝 범위에서 튕기는 반동을 하면 안 되며 최대한 부드럽게 늘려준다.

★ 근육들이 짧으면 팔꿈치를 살짝 구부린 상태로 유지한 후 스트레칭한다.

★ 대부분 근육들이 짧기 때문에 무리하지 않고 조금씩 늘려나간다.

★ 다리가 저리거나 통증이 있으면 바로 동작을 멈춘다.

엎드려 발목 잡고 당기기

'엎드려 발목 잡고 당기기'는 허벅지 앞쪽 근육인 대퇴사두근을 스트레칭하기 위함이다.

1 운동 목적

- 대퇴사두근을 늘린다.

2 운동 방법

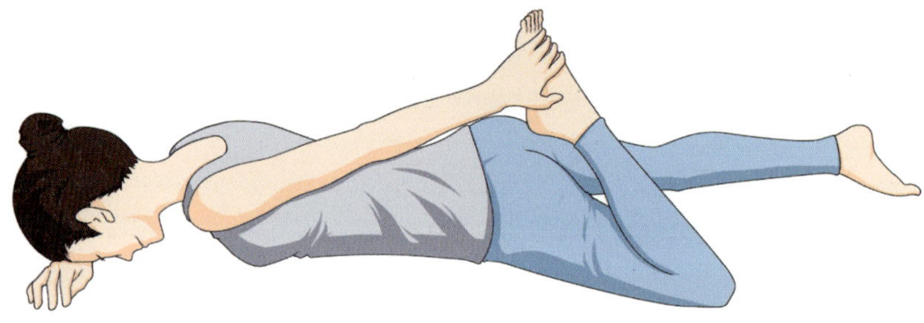

① 시작 자세

- 엎드린 상태에서 한쪽 손을 바닥에 대고 손등에 이마를 댄다.
- 스트레칭하는 쪽 다리의 발등을 한 손으로 잡는다.

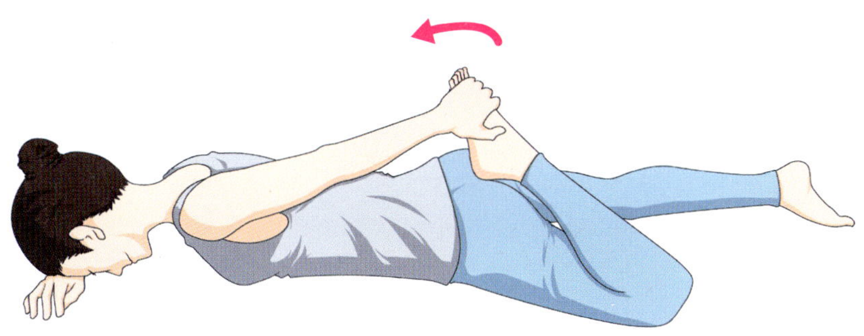

② 운동 자세

- 잡은 발을 최대한 엉덩이 쪽으로 잡아당겨 대퇴사두근을 늘린다.
- 스트레칭이 되는 느낌을 느끼며 30초 정도 유지한다.
  예) 1회(30초) × 10회
- 좌우 번갈아 가며 시행한다.

Tip

★ 스트레칭 시 끝 범위에서 튕기는 반동을 하면 안 되며 최대한 부드럽게 늘려준다.

★ 스트레칭 시 다리가 벌어지거나 통증이 일어나면 동작을 멈춘다.

고관절 좌우로 비틀기

고관절은 가동 범위가 좋으면서 안정적으로 지지해줘야 하는 관절이다. 특히 안쪽과 바깥쪽 회전은 가동성과 안정성을 위해 매우 중요하다. 따라서 자주 움직여주고 근력을 강화시켜야 일상생활 동작이 편해진다.

1 운동 목적

- 고관절 회전 범위를 늘린다.

2 운동 방법

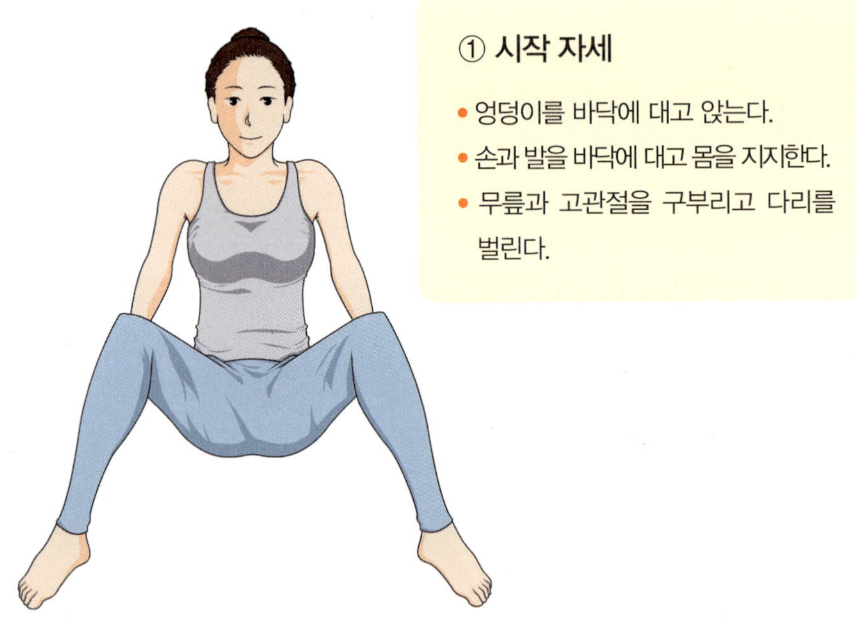

① 시작 자세

- 엉덩이를 바닥에 대고 앉는다.
- 손과 발을 바닥에 대고 몸을 지지한다.
- 무릎과 고관절을 구부리고 다리를 벌린다.

Tip

★ 다리는 어깨너비보다 넓게 벌린다.

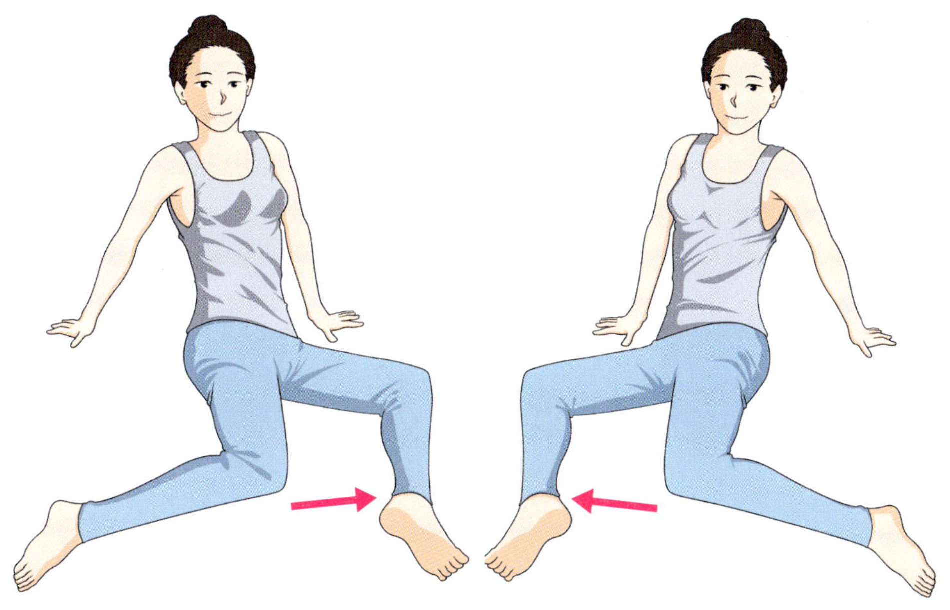

② 운동 자세

- 무릎 한쪽은 안쪽으로 비틀고 한쪽은 바깥으로 비틀어 고관절을 회전시킨다.
- 같은 방식으로 반대쪽도 번갈아 가며 시행한다.
- 30회 이상 반복한다.

Tip

★ 무릎 안쪽이 최대한 바닥에 닿을 수 있게 비틀어줘야 한다.

★ 무리하지 않게 조절하며 조금씩 늘려나간다.

운동 난이도 ★☆☆☆☆

종아리 근육은 짧아지고 잘 뭉치므로 서 있을 때도 수시로 스트레칭을 해주면 효과가 좋다.

1 운동 목적

- 종아리 근육을 늘린다.

2 운동 방법

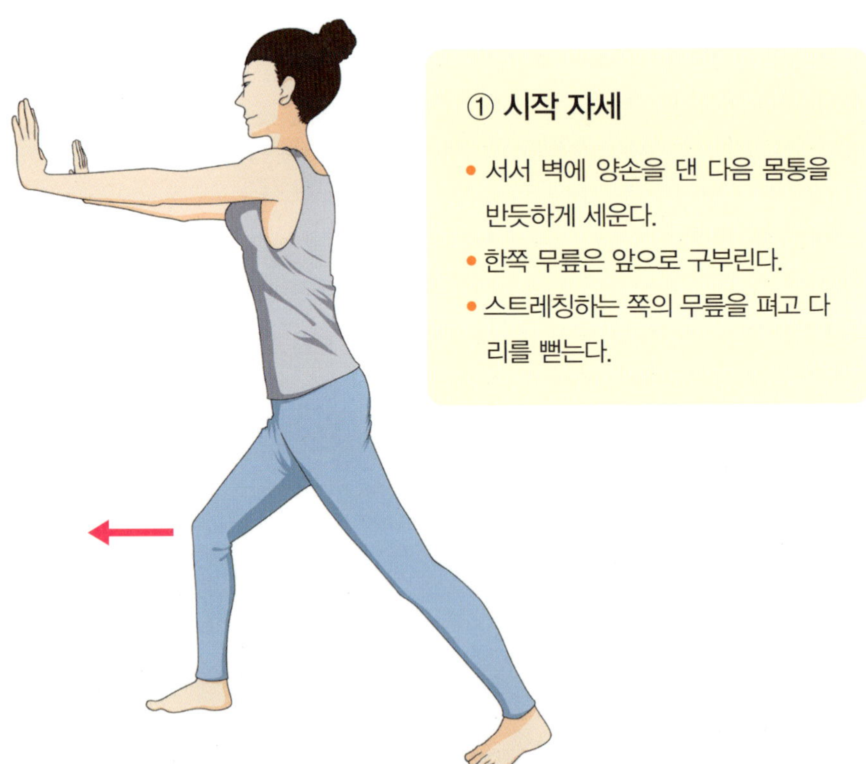

① 시작 자세

- 서서 벽에 양손을 댄 다음 몸통을 반듯하게 세운다.
- 한쪽 무릎은 앞으로 구부린다.
- 스트레칭하는 쪽의 무릎을 펴고 다리를 뻗는다.

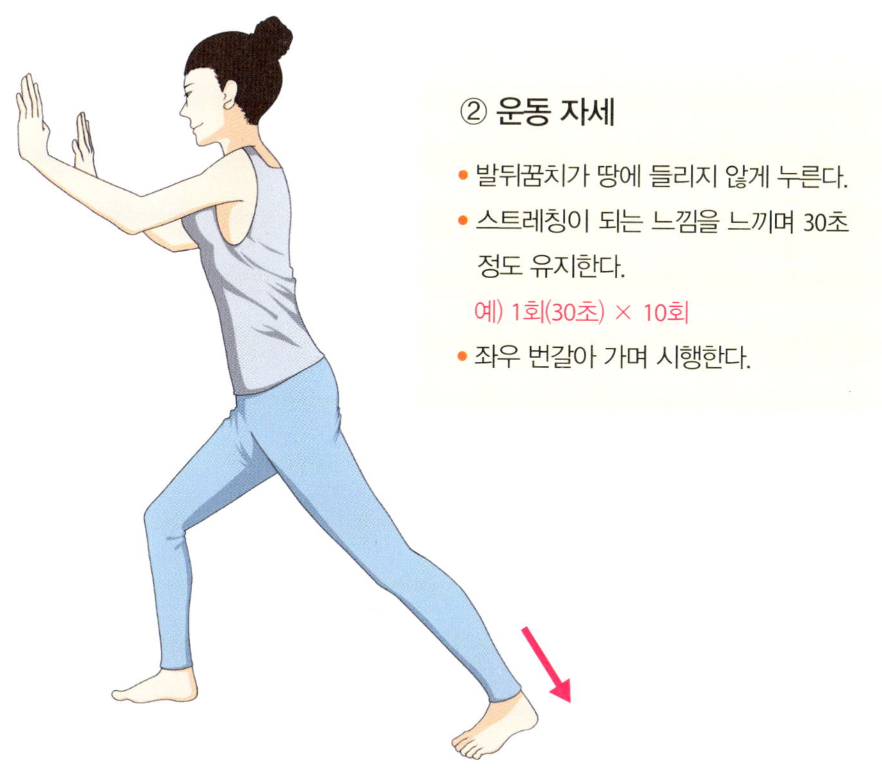

② 운동 자세

- 발뒤꿈치가 땅에 들리지 않게 누른다.
- 스트레칭이 되는 느낌을 느끼며 30초 정도 유지한다.

  예) 1회(30초) × 10회
- 좌우 번갈아 가며 시행한다.

Tip

★ 스트레칭 시 끝 범위에서 튕기는 반동을 하면 안 되며 최대한 부드럽게 늘려준다.

★ 몸을 앞쪽으로 기울이면 종아리가 더 늘어난다.

★ 다리 사이를 벌릴수록 더 늘어난다.

★ 무리하지 않고 조금씩 늘려나간다.

목 앞쪽 근육 스트레칭

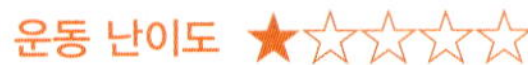

일상에서 스마트폰을 보거나 컴퓨터 작업 시 고개를 숙이는 동작은 목 디스크와 통증의 원인이 된다. 짧아진 목의 앞쪽 근육인 흉쇄유돌근, 사각근 등을 스트레칭해서 통증을 줄일 수 있다. 또한 목 앞쪽 근육을 꾸준히 풀어주면 목 관절이 부드러워져 움직임이 좋아진다.

1 운동 목적

- 목 앞쪽 근육을 늘려서 가동 범위를 넓힌다.

2 운동 방법 1

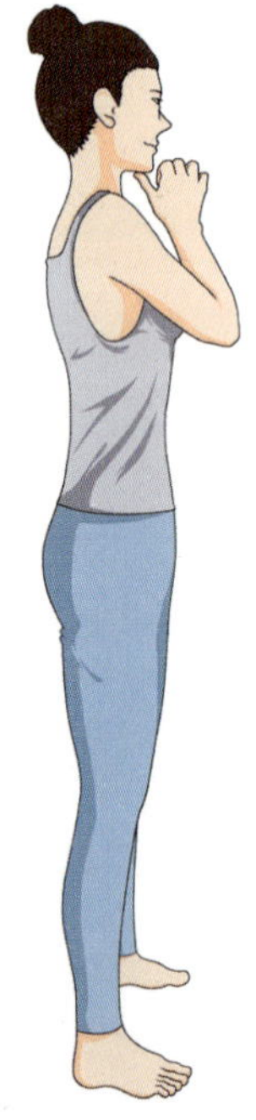

① 시작 자세

- 자세를 똑바로 선다.
- 손에 깍지를 끼고 엄지손가락을 턱 밑에 댄다.

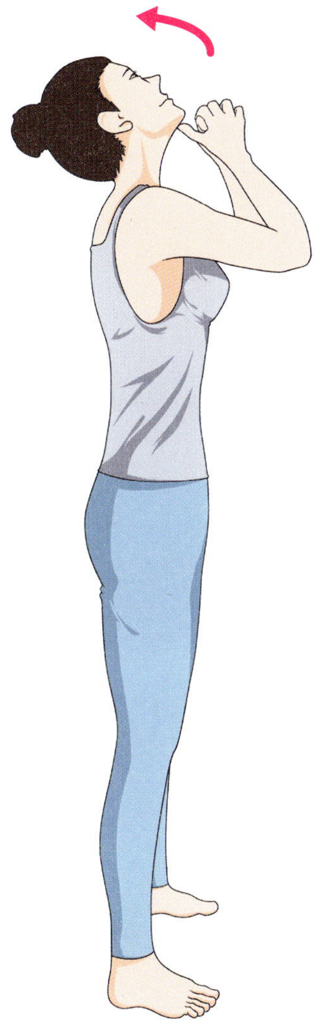

② 운동 자세

- 머리를 뒤로 젖히면서 엄지손가락으로 살짝 밀어 근육을 늘린다.
- 목 앞쪽 근육이 스트레칭이 되는 느낌을 느끼며 30초 정도 유지한다.

예) 1회(30초) × 10회

Tip

★ 통증이 있거나 불편하면 멈춘다.

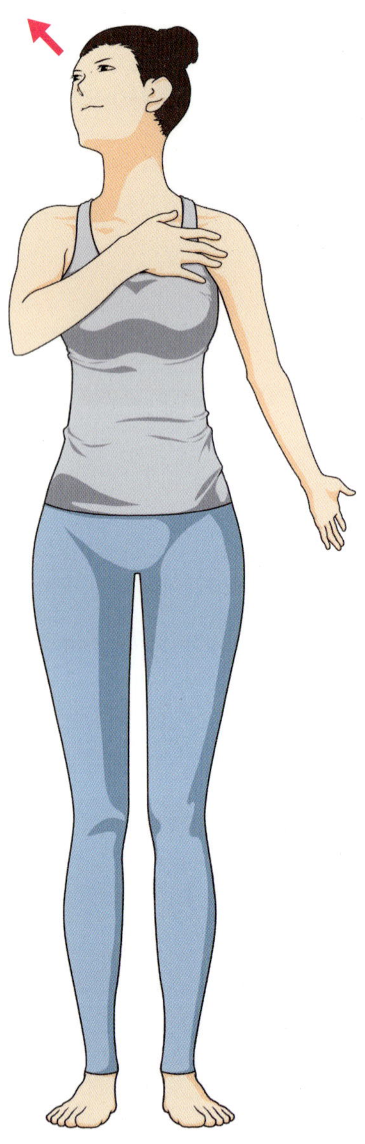

① 시작 자세

- 자세를 똑바로 선다.
- 엄지손가락과 손으로 쇄골 위쪽을
  고정한다.

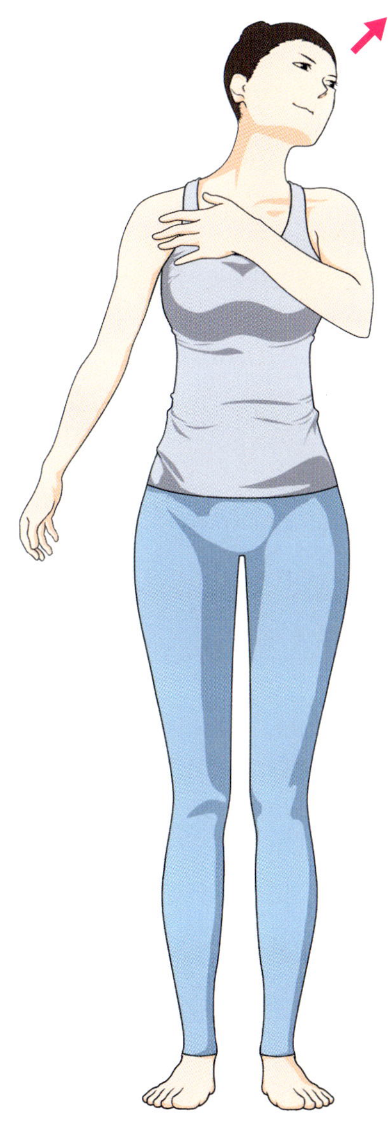

② 운동 자세

- 반대쪽으로 고개를 돌려 천장을 바라보며 스트레칭한다.
- 좌우 번갈아 가며 시행한다.

가슴 근육 스트레칭

가슴 근육대흉근, 소흉근이 짧아지면 어깨가 둥글게 말리며 등도 구부정해진다. 짧아진 가슴 근육은 호흡과 자세에 영향을 미친다. 어깨 통증을 줄이고 반듯한 자세를 위해 가슴 근육을 늘려 보자.

1 운동 목적

- 가슴 근육을 늘려서 어깨와 등을 펴준다.

2 운동 방법 1

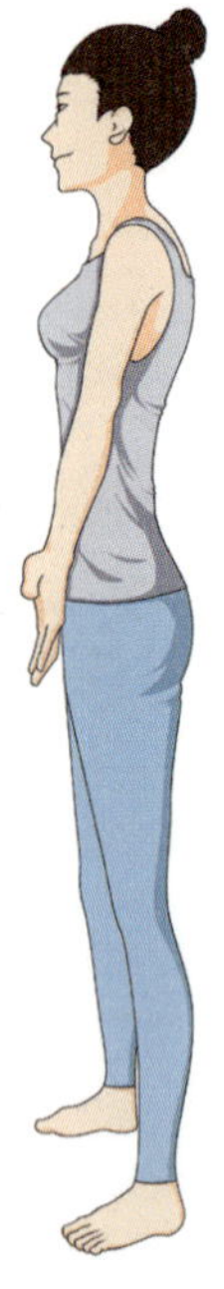

① 시작 자세

- 서서 하거나 앉아서도 가능하다.
- 양팔은 손바닥이 앞으로 보이게 한다.

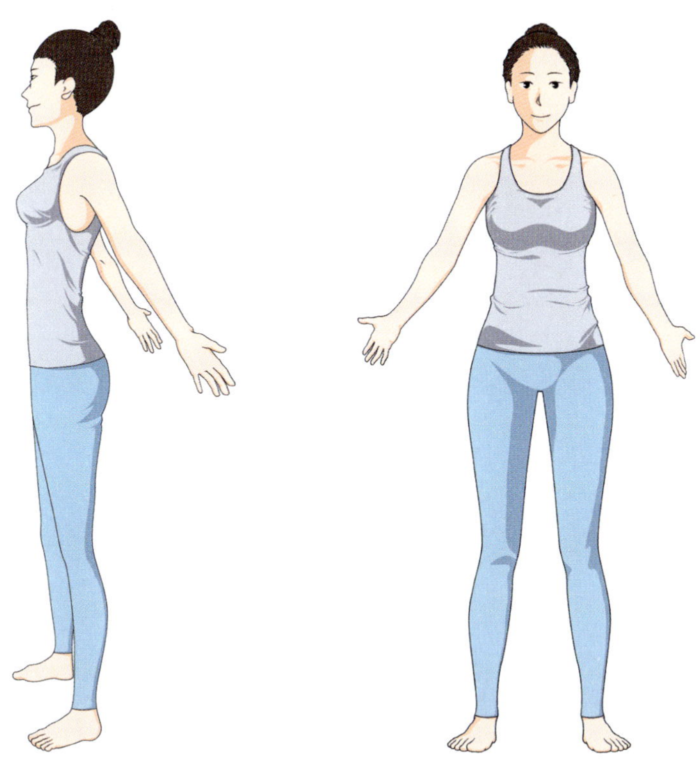

② 운동 자세

- 팔을 뒤로 젖힌다.
- 가슴 근육이 펴지는 느낌을 느끼며 30초 정도 유지한다.
  예) 1회(30초) × 10회

★ 아랫배에 살짝 힘을 줘서 허리가 과도하게 젖히지 않게 한다.

★ 고개를 숙이지 않는다.

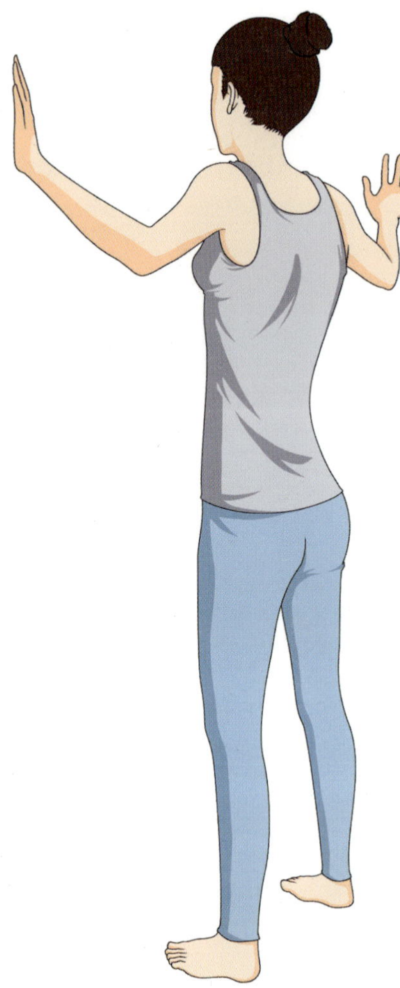

① **시작 자세**

- 벽 모서리에 서서 어깨너비보다 넓게 팔을 벌린다.
- 양발은 어깨너비로 벌려 안정적으로 선다.

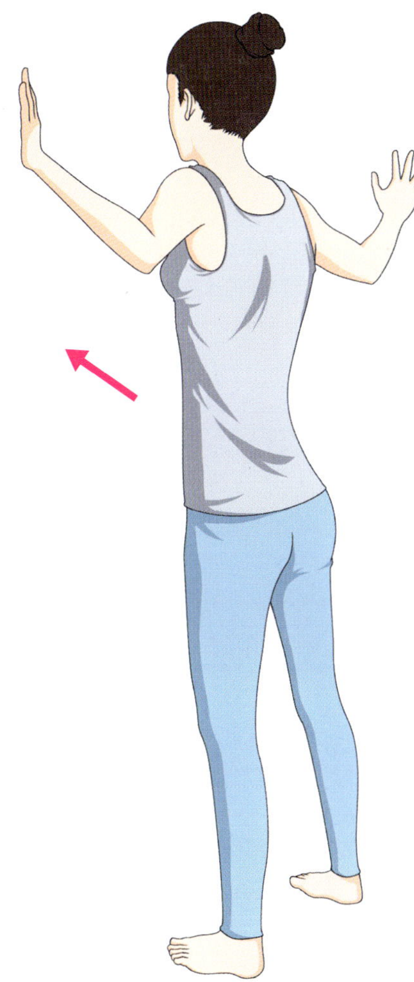

② 운동 자세

- 앞쪽으로 몸을 이동해서 가슴 근육을 늘려준다.
- 가슴 근육이 펴지는 느낌을 느끼며 30초 정도 유지한다.

예) 1회(30초) × 10회

★ 아랫배에 살짝 힘을 줘서 허리가 과도하게 젖히지 않게 한다.

★ 고개를 숙이지 않는다.

날개뼈 뒤로 회전하기

운동 난이도 ★☆☆☆☆

　　어깨가 말리고 등이 구부정한 자세는 날개뼈_{견갑골}의 위치를 앞쪽으로 기울게 한다. 날개뼈와 관절이 잘 움직여야 팔이 잘 올라가고 가동 범위가 좋아진다. 날개뼈를 뒤로 회전하는 운동을 통해 뭉친 목과 어깨 근육이 부드러워지는 것을 느껴 보자.

1 운동 목적

- 어깨의 가동 범위를 늘려준다.

2 운동 방법

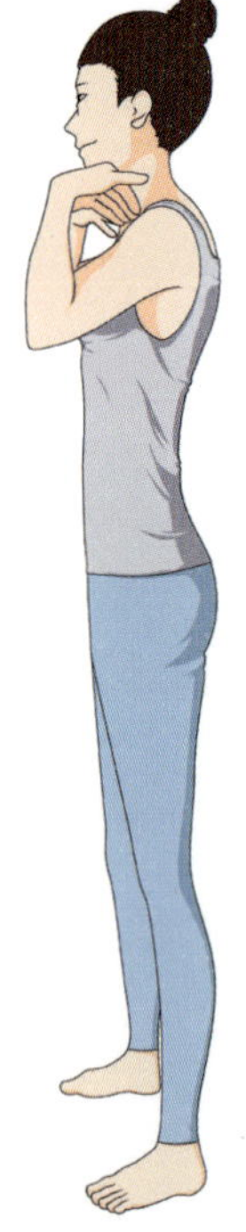

① 시작 자세

- 양손 끝을 어깨 위에 올려놓는다.

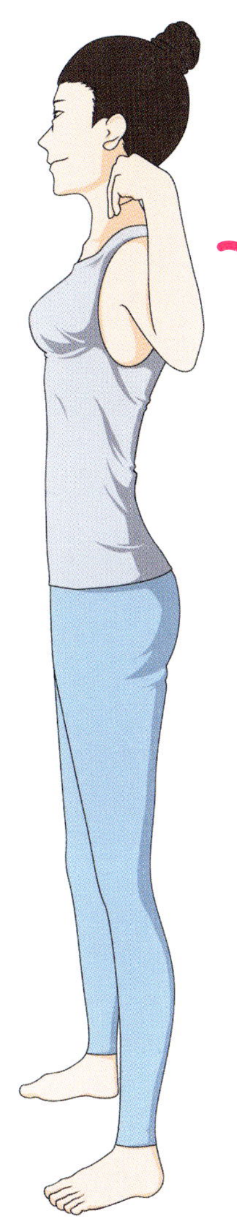

② 운동 자세

- 어깨를 의식적으로 크게 원을 그리며 뒤로 회전시킨다.
- 천천히 부드럽게 움직이며, 50회 정도 시행한다.

★ 아랫배에 살짝 힘을 줘서 허리가 과도하게 젖히지 않게 한다.

★ 앞으로 돌리기보다 뒤로 돌리기에 집중한다.

운동 난이도 ★☆☆☆☆

어깨 관절의 가동 범위가 끝까지 나올 수 있게 최대한 늘려준다. 특히 어깨 관절은 모든 방향에서 움직여야 부상 위험을 줄일 수 있다.

1 운동 목적

- 어깨의 가동 범위를 늘려준다.

2 운동 방법 1

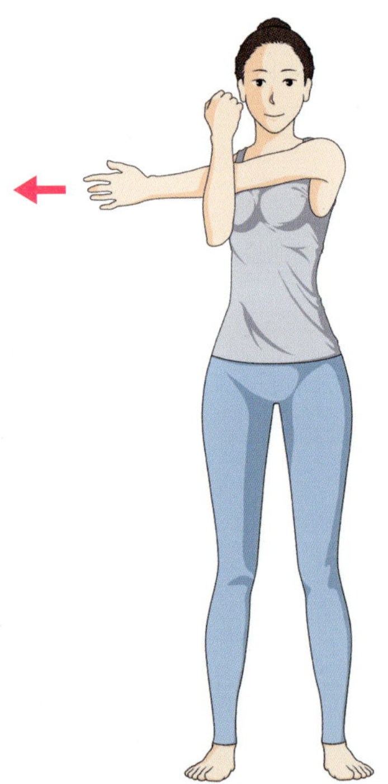

① 시작 자세

- 스트레칭하는 팔을 펴고 수평으로 놓는다.
- 반대 팔의 팔꿈치를 구부려 수평으로 놓은 팔의 중앙에 오도록 위치를 고정한다.

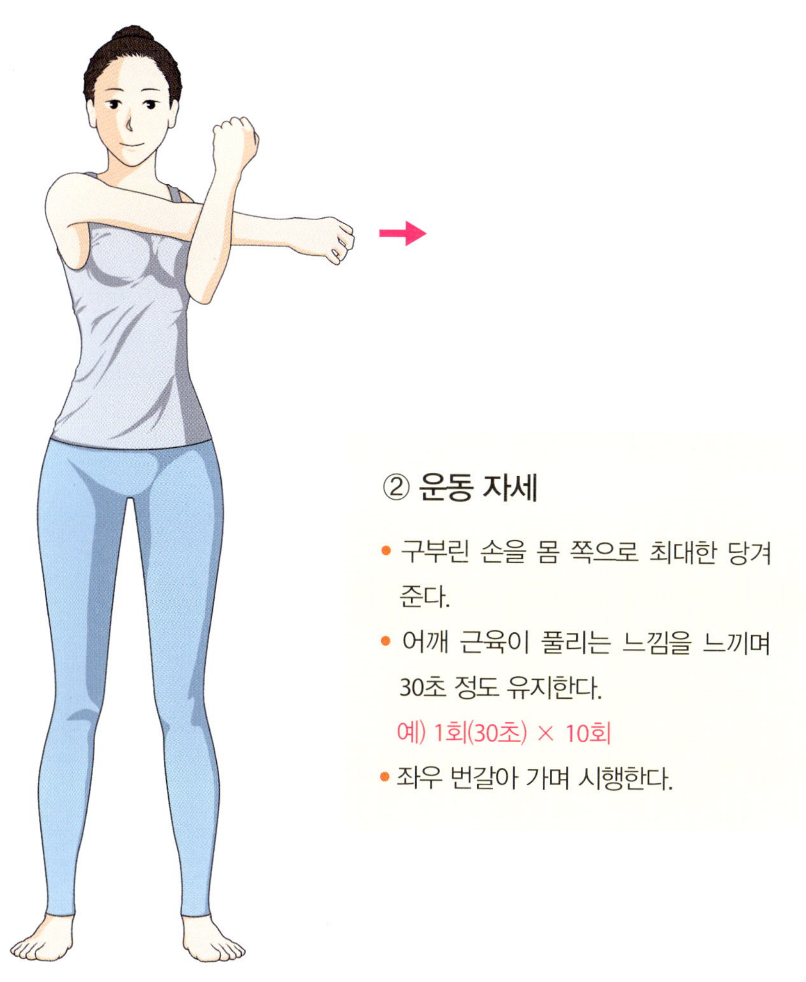

② 운동 자세

- 구부린 손을 몸 쪽으로 최대한 당겨
  준다.
- 어깨 근육이 풀리는 느낌을 느끼며
  30초 정도 유지한다.
  예) 1회(30초) × 10회
- 좌우 번갈아 가며 시행한다.

★ 스트레칭하는 팔의 위치가 아래로 내려가지 않도록 위치를 잘 잡아준다.

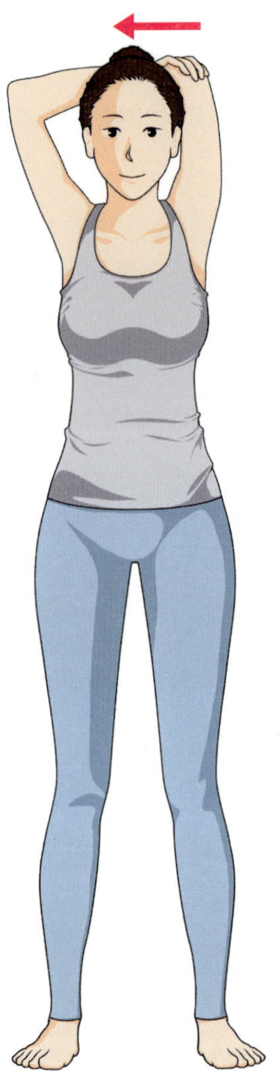

① 시작 자세

- 양팔을 머리 위로 올리고 팔꿈치를 구부린다.

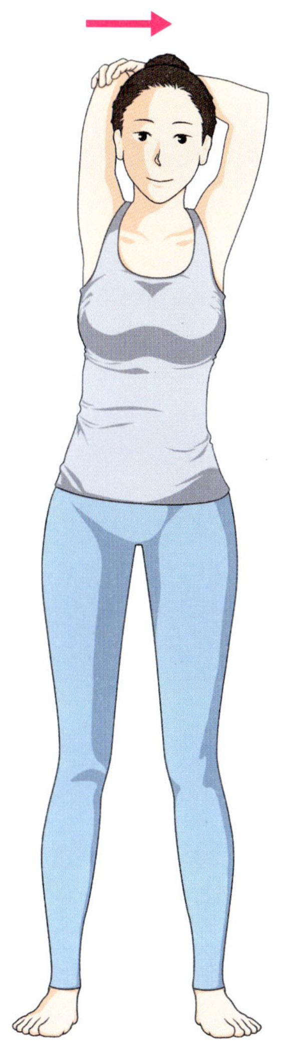

② 운동 자세

- 한쪽 손을 스트레칭하는 팔꿈치를 잡고 옆으로 당겨 늘린다.
- 근육이 풀리는 느낌을 느끼며 30초 정도 유지한다.
  예) 1회(30초) × 10회
- 좌우 번갈아 가며 시행한다.

Tip
- ★ 스트레칭 시 끝 범위에서 팅기는 반동을 하면 안 된다.
- ★ 최대한 부드럽게 늘려준다.

운동 난이도 ★★☆☆☆

옆구리 근육은 척추의 유연성을 길러준다. 옆구리 근육이 뻣뻣하면 갑자기 움직임이 커질 때 담이 결리거나 삐끗하는 부상이 생긴다. 특히 앉아 있는 시간이 많은 사람들은 옆구리 근육을 잘 늘려줘야 한다.

1 운동 목적

- 옆구리 근육을 늘려 척추의 움직임을 좋게 해준다.

2 운동 방법

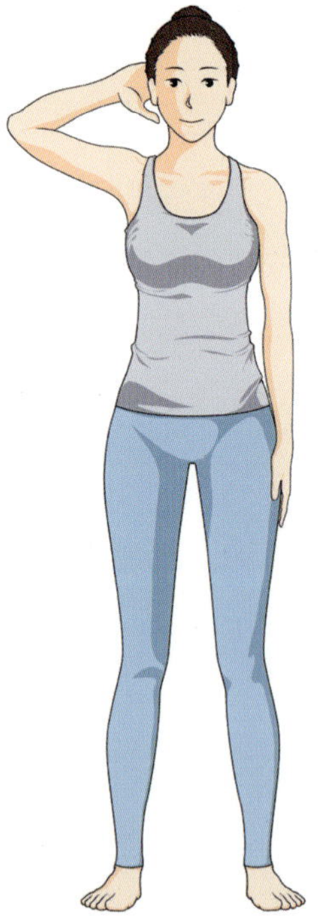

① 시작 자세

- 양발은 어깨너비로 벌린 후 편하게 선다.
- 스트레칭하는 팔을 구부려 머리 뒤에 놓는다.
- 반대 팔 손바닥은 허벅지 옆에 놓는다.

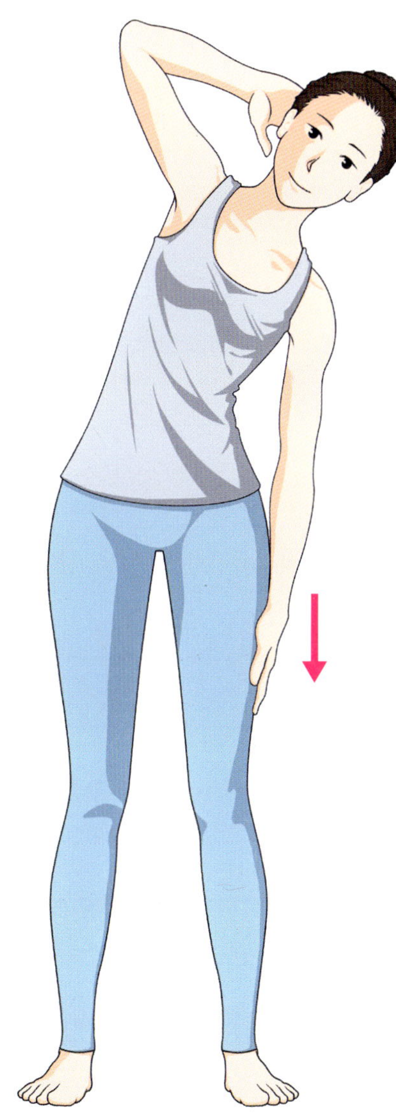

② 운동 자세

- 반대 팔의 손바닥이 허벅지를 타고 내려가듯 천천히 늘려준다.
- 옆구리 근육이 펴지는 느낌을 느끼며 30초 정도 유지한다.
  예) 1회(30초) × 10회
- 반대쪽도 똑같이 따라 하며, 더 뭉친 부위를 한 번 더 시행한다.

Tip
★ 스트레칭 시 끝 범위에서 팅기는 반동을 하면 안 된다.
★ 최대한 부드럽게 늘려준다.

손목 근육 스트레칭

컴퓨터 작업을 많이 하거나 손을 많이 쓰는 사람은 팔꿈치에서 손목으로 이어지는 근육이 뭉치고 뻣뻣하다. 심한 경우 팔꿈치와 손목에 통증이 생길 수 있다. 따라서 손목을 구부리기와 펴기 이 두 방향으로 잘 늘려줘야 한다.

1 운동 목적

- 손목 굽힘근과 폄근을 늘려서 유연성을 좋게 한다.

2 운동 방법 1

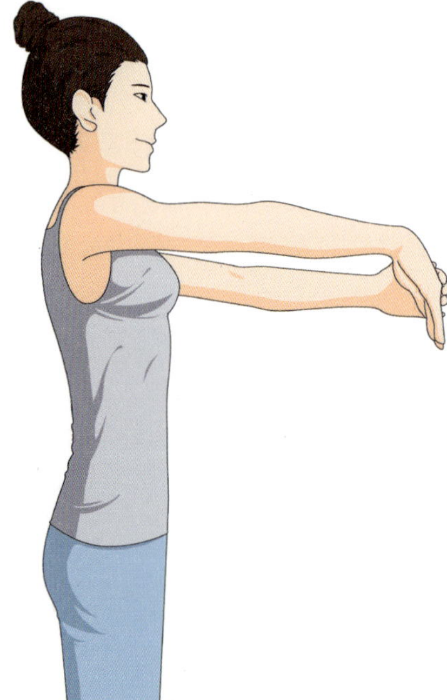

① 시작 자세

- 스트레칭하는 팔꿈치를 펴고 손등이 앞을 보이게 한다.
- 반대 손을 스트레칭하는 손등에 올려놓는다.

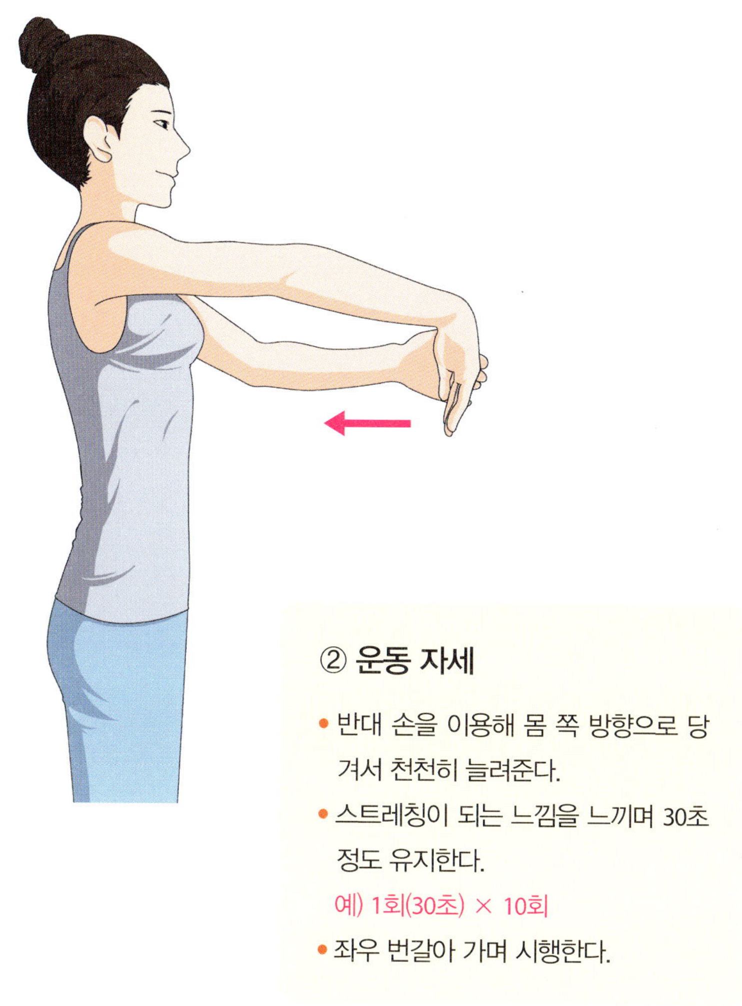

② 운동 자세

- 반대 손을 이용해 몸 쪽 방향으로 당겨서 천천히 늘려준다.
- 스트레칭이 되는 느낌을 느끼며 30초 정도 유지한다.
  예) 1회(30초) × 10회
- 좌우 번갈아 가며 시행한다.

Tip

★ 팔을 너무 무리하게 굽히지 않도록 한다.

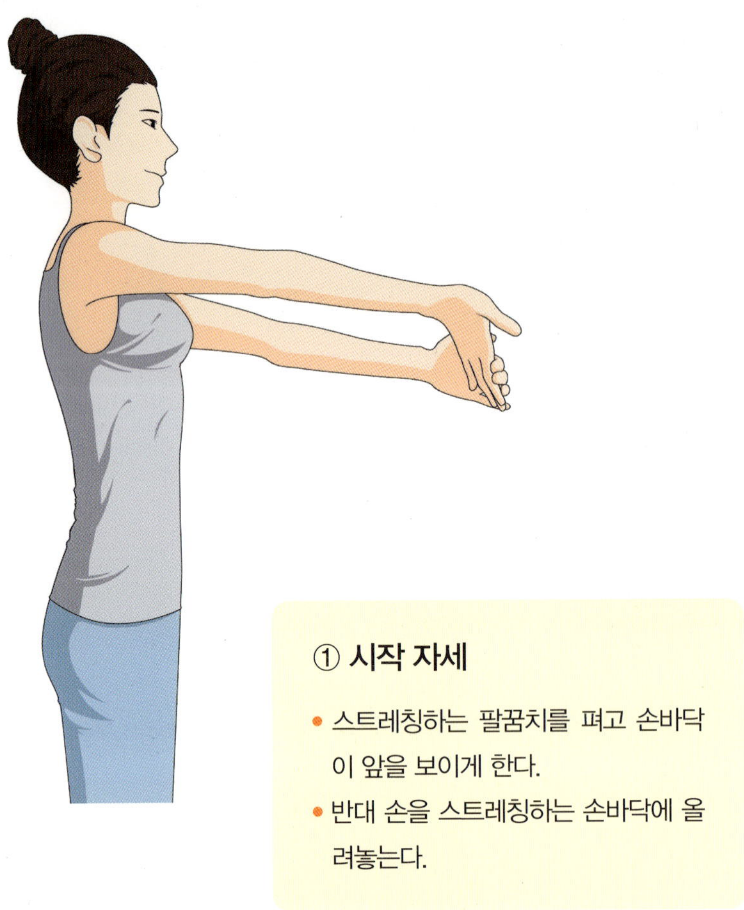

① 시작 자세

- 스트레칭하는 팔꿈치를 펴고 손바닥이 앞을 보이게 한다.
- 반대 손을 스트레칭하는 손바닥에 올려놓는다.

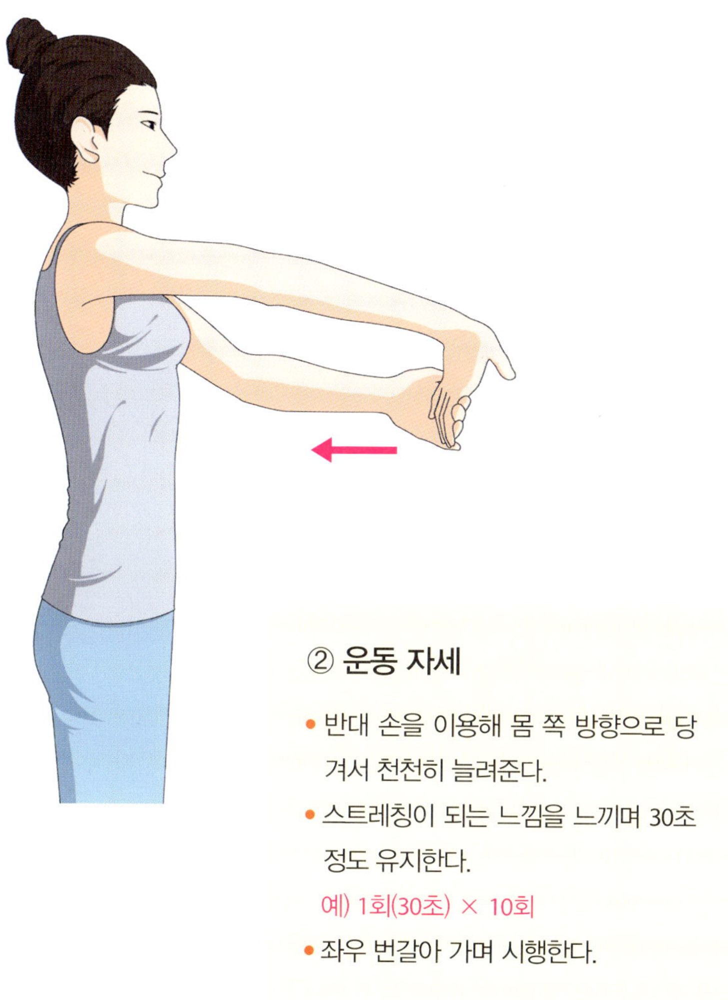

Tip

★ 팔을 너무 무리하게 굽히지 않도록 한다.

운동 난이도 ★★☆☆☆

대부분의 사람들은 손가락을 펴는 동작보다 구부리는 동작을 많이 한다. 스트레칭을 하지 않으면 손가락이 점점 뻣뻣해지고 근력이 약해진다. 일상생활에서 컴퓨터 작업과 손가락을 많이 구부리며 작업하는 사람은 손가락 굽힘근을 잘 늘려줘야 한다.

1 운동 목적

- 손가락 굽힘근을 늘려서 유연성을 좋게 한다.

2 운동 방법

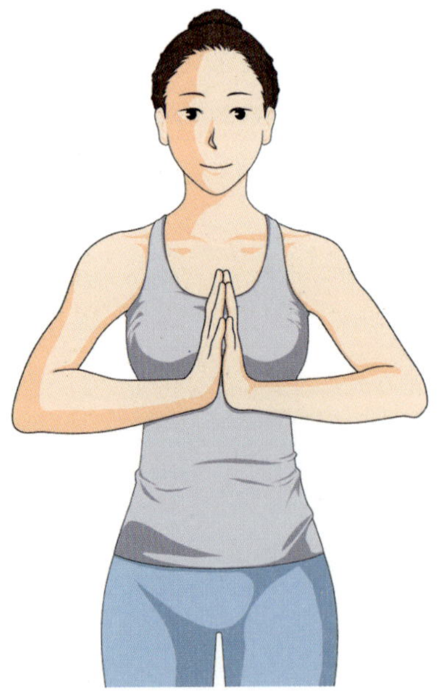

① 시작 자세

- 양 팔꿈치를 구부리고 손바닥을 마주 댄다.

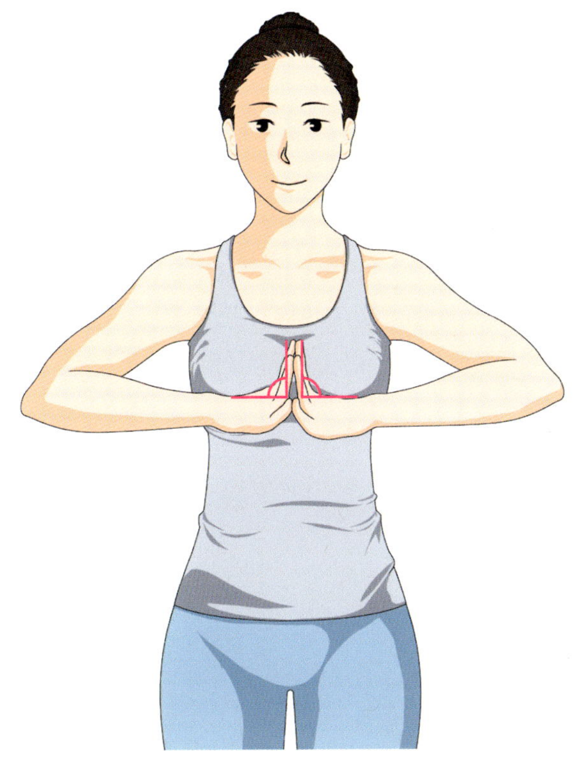

② 운동 자세

- 양손가락과 손바닥이 90도가 되도록 펴준다.
- 스트레칭이 되는 느낌을 느끼며 30초 정도 유지한다.
  예) 1회(30초) × 10회

Tip

★ 스트레칭 시 끝 범위에서 튕기는 반동을 하면 안 된다.

★ 최대한 부드럽게 늘려준다.

★ 각도가 대부분 잘 나오지 않기 때문에 무리하지 않고 조금씩 늘려나간다.

근력 운동:
내 몸을 좀 더 탄탄하게

운동 난이도 ★★☆☆☆

누운 자세로 배꼽을 당기면서 골반을 뒤로 움직이며 조절한다. 허리가 바닥에 붙으면 골반이 후방 경사가 되고 과도하게 뜨면 골반이 전방 경사된다. 허리 척추의 움직임 조절은 코어 운동의 시작과 디스크에 영양 공급이 잘 일어나게 된다.

1 운동 목적

- 골반을 뒤로 기울이고 조절하는 능력을 기른다.

2 운동 방법

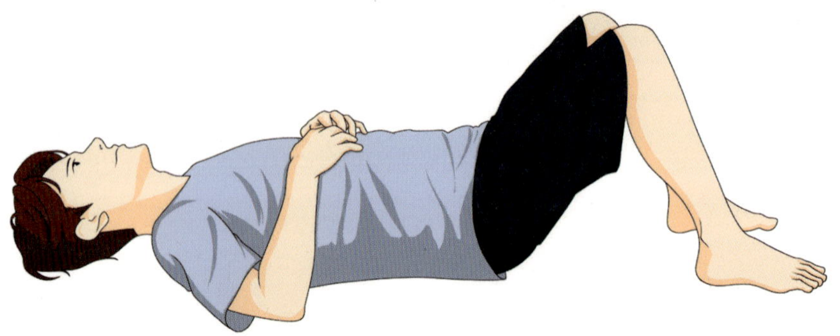

① 시작 자세

- 천장을 보고 똑바로 눕는다.
- 양 무릎을 구부린다.

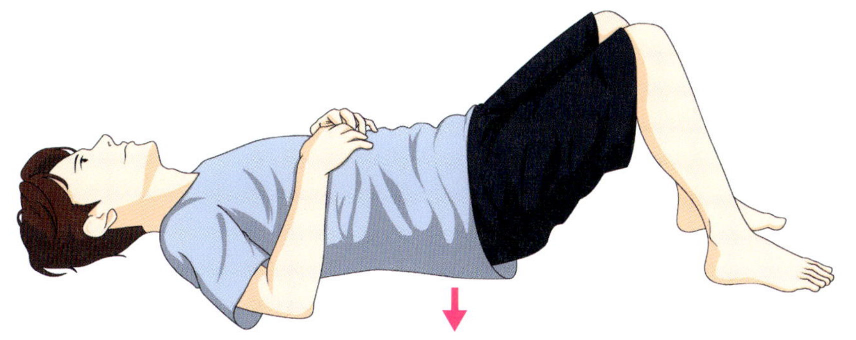

② 운동 자세

- 허리로 바닥을 눌러 공간이 생기지 않게 배꼽을 당긴다.
- 손을 이용하여 복근에 힘이 들어오는지 확인한다.
- 1회에 2초 정도 유지하고 다시 돌아간다.
  예) 1회(2초) → 5회→ 10회
- 처음에는 2초씩 유지하되, 7초까지 늘려나가도 된다.

★ 호흡을 참으면서 과도하게 힘을 주지 않는다.

★ 최대한 부드럽게 골반 움직임을 느끼면서 시행한다.

운동 난이도 ★★☆☆☆

의자에 오래 앉아 있거나 엉덩이 근육을 운동하지 않으면 엉덩이와 허리, 햄스트링이 약해진다. 허리를 강화하고 구부정한 자세를 펴기 위해서는 엉덩이 근육 강화가 필요하다.

1 운동 목적

- 엉덩이, 허리, 햄스트링을 강화시킨다.

2 운동 방법 1

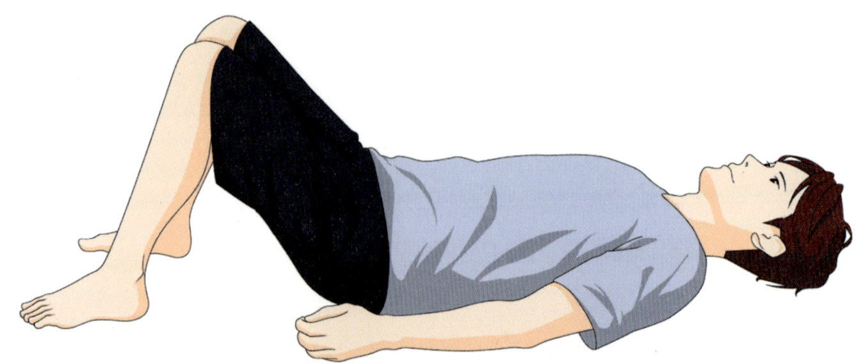

① 시작 자세

- 천장을 보고 똑바로 눕는다.
- 양 무릎을 구부린다.

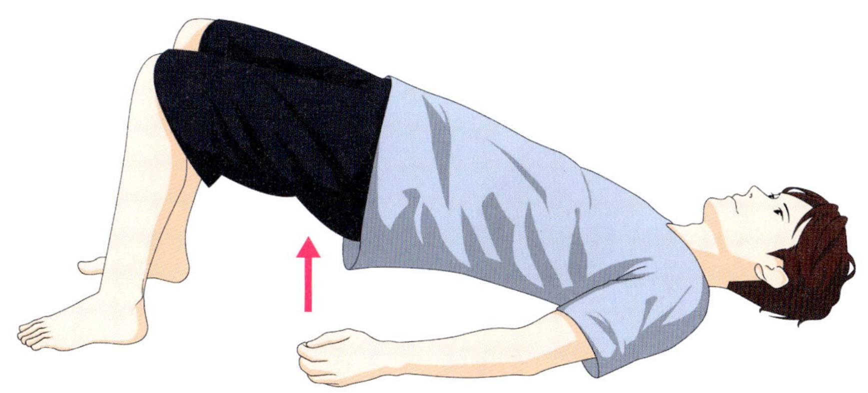

② 운동 자세

- 아랫배에 살짝 힘을 주고 엉덩이를 들어 올린 다음 자세를 유지한다.
- 1회에 2초 정도 유지하고 다시 돌아간다.
  예) 1회(2초) → 5회→ 10회(30회까지 늘려나간다)
- 처음에는 2초씩 유지하되, 7초까지 늘려나가도 된다.

Tip
★ 목표 근육에 힘이 들어오는지 확인한다.
★ 최대한 천천히 들어 올리고 내리고를 반복한다.

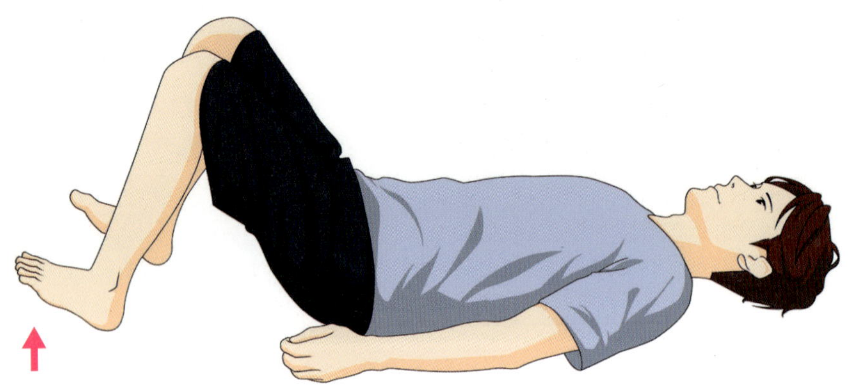

① 시작 자세

- 천장을 보고 똑바로 눕는다.
- 양 무릎을 구부린 다음 발목을 들어 올린다.

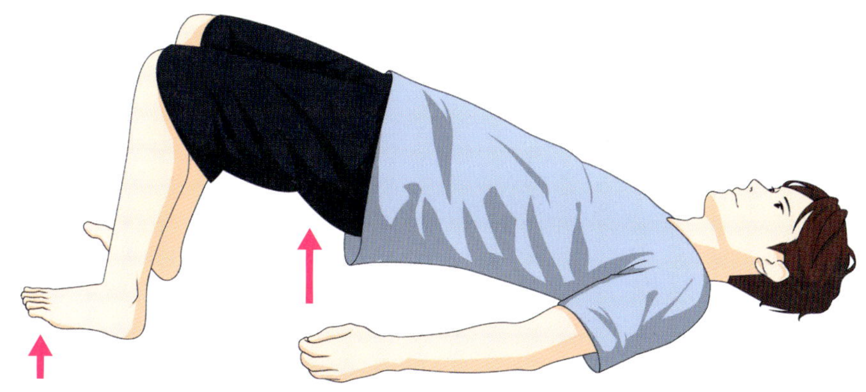

② 운동 자세

- 아랫배에 살짝 힘을 주고 엉덩이를 들어 올린 다음 자세를 유지한다.
- 1회에 2초 정도 유지하고 다시 돌아간다.
  예) 1회(2초) → 5회→ 10회(30회까지 늘려나간다)
- 처음에는 2초씩 유지하되, 7초까지 늘려나가도 된다.
- 정강이 근육(전경골근)을 강화하고 균형 감각이 증가한다.

Tip

★ 목표 근육에 힘이 들어오는지 확인한다.

★ 최대한 천천히 들어 올리고 내리고를 반복한다.

운동 난이도 ★★★☆☆

엉덩이 근육을 더욱 강화할 때 하는 운동이다.

1 운동 목적

- 엉덩이, 허리, 햄스트링을 강화시킨다.

2 운동 방법

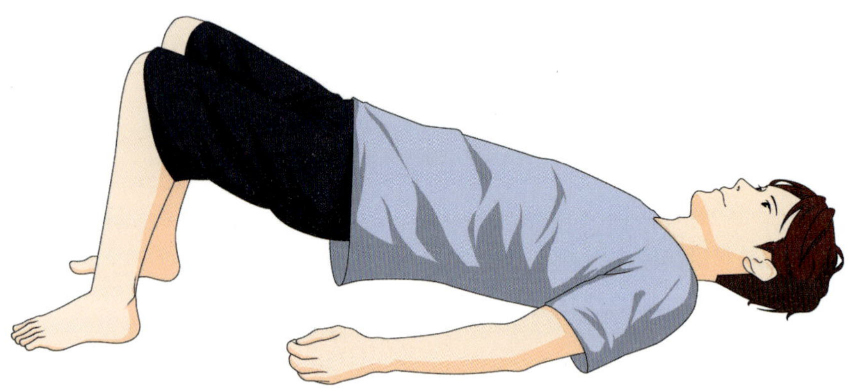

① 시작 자세

- 천장을 보고 똑바로 눕는다.
- 양 무릎을 구부린다.

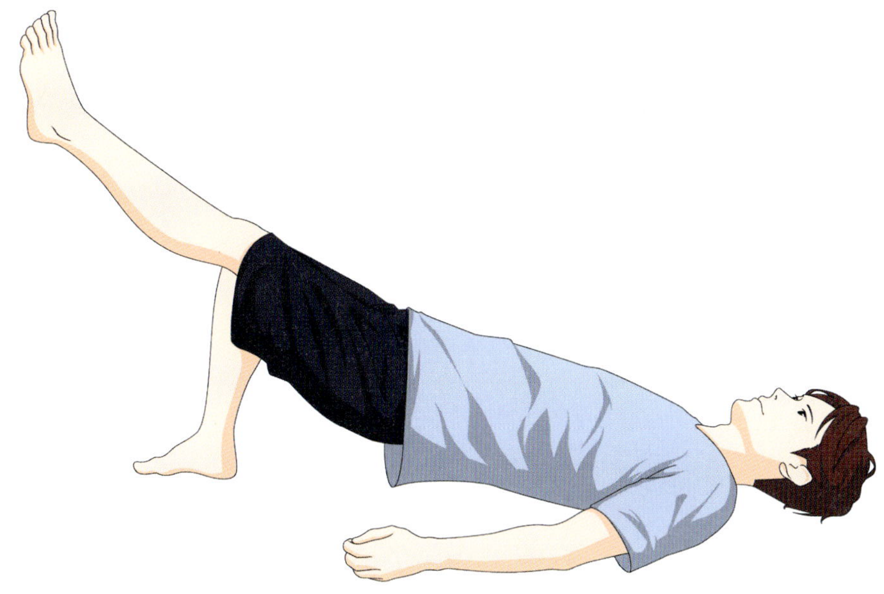

② 운동 자세

- 아랫배에 살짝 힘을 주고 엉덩이를 들어 올려 자세를 유지한다.
- 한쪽 무릎을 펴면 지면에 닿은 쪽 근육을 강화시킨다.
- 1회에 2초 정도 유지하고 다시 돌아간다.
  예) 1회(2초) → 5회 → 10회(20회까지 늘려나간다)
- 처음에는 2초씩 유지하되, 7초까지 늘려나가도 된다.
- 좌우 번갈아 가며 시행한다.

Tip

★ 운동 중 쥐가 나는 근육 경련이 일어나면 즉시 동작을 멈춘다.

★ 기본 엉덩이 들어 올리기를 충분히 한 다음 이 운동을 시행한다.

고양이 낙타 자세

척추 만곡과 움직임 조절 능력이 줄어들면 목, 허리에 통증이 생길 수 있다. 반대로 척추가 유연하면 충격을 잘 흡수한다. 척추에 안정성이 있어야 목, 허리 디스크를 보호하고 자세를 바르게 유지할 수 있다.

1 운동 목적

- 척추 만곡과 움직임 조절을 향상시킨다.

2 운동 방법 1

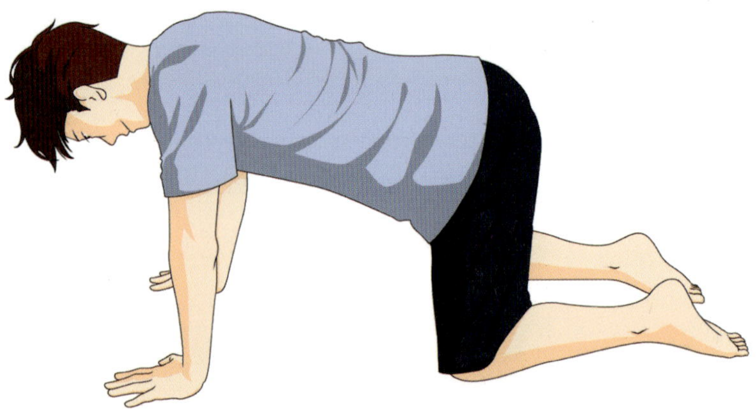

① 시작 자세

- 양팔과 양 무릎을 어깨너비로 벌린 네발 기기 자세를 취한다.
- 양팔과 다리는 바닥과 수직이 되게 한다.

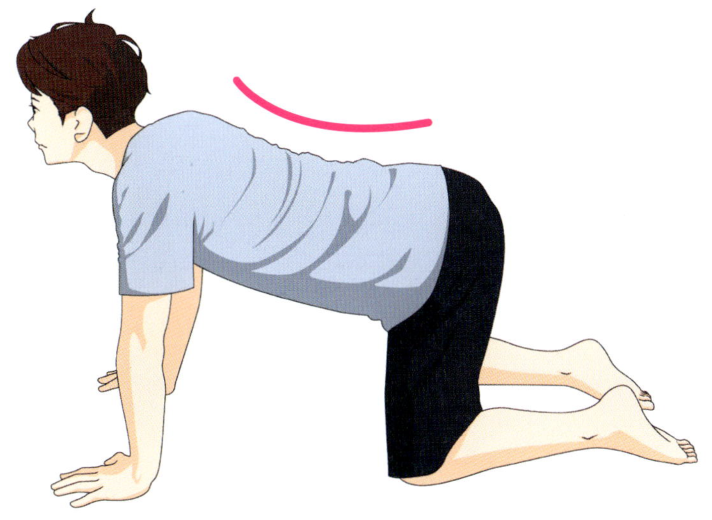

② 운동 자세

- 목과 허리를 젖히면서 만곡을 만들어 자세를 유지한다.
- 각 동작당 1회에 2초 정도 유지하고 다시 돌아간다.

  예) 1회(2초) → 5회→ 10회

- 처음에는 2초씩 유지하되, 7초까지 늘려나가도 된다.

Tip

★ 통증이 발생하면 멈추고 무리하지 않는다.

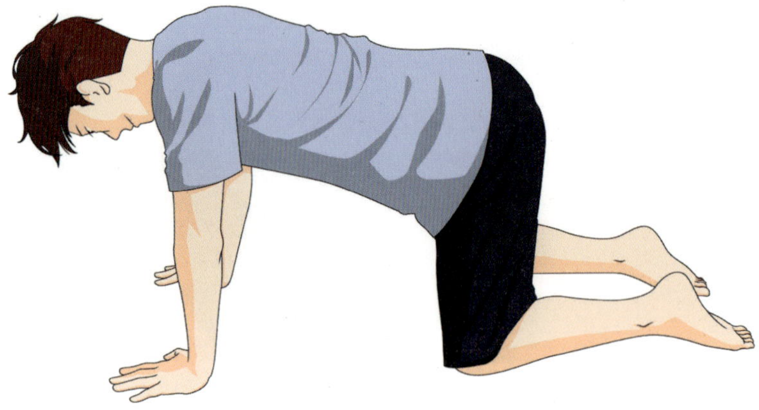

① 시작 자세

- 양팔과 양 무릎을 어깨너비로 벌린 네발 기기 자세를 취한다.
- 양팔과 다리는 바닥과 수직이 되게 한다.

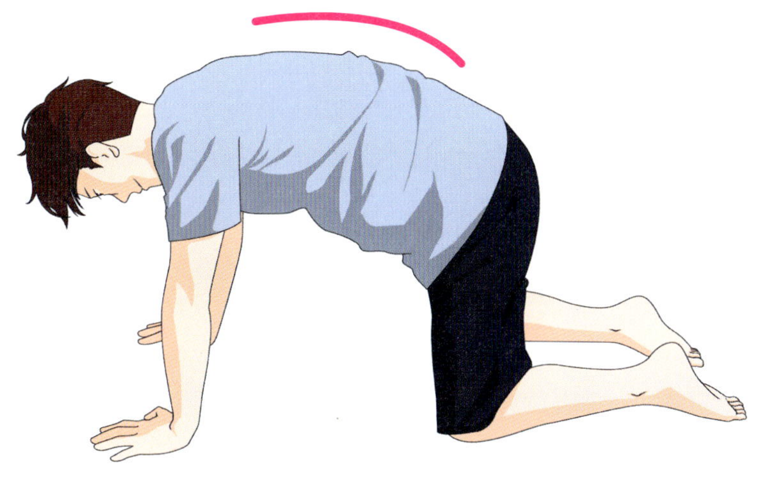

② 운동 자세

- 등과 허리를 둥그렇게 만들어 자세를 유지한다.
- 각 동작당 1회에 2초 정도 유지하고 다시 돌아간다.
  예) 1회(2초) → 5회→ 10회
- 처음에는 2초씩 유지하되, 7초까지 늘려나가도 된다.

네발 기기에서 등 척추 회전하기

구부정한 어깨와 등을 펴기 위해 등 척추흉추를 회전시킨다. 등 척추가 유연하면 목과 허리에 실리는 부하를 줄이고 통증을 줄일 수 있다. 의자에 오래 앉아 있거나 구부정한 자세를 가진 사람들에게 필요한 운동이다.

1 운동 목적

- 등 척추와 가슴 근육의 가동 범위를 좋게 한다.

2 운동 방법

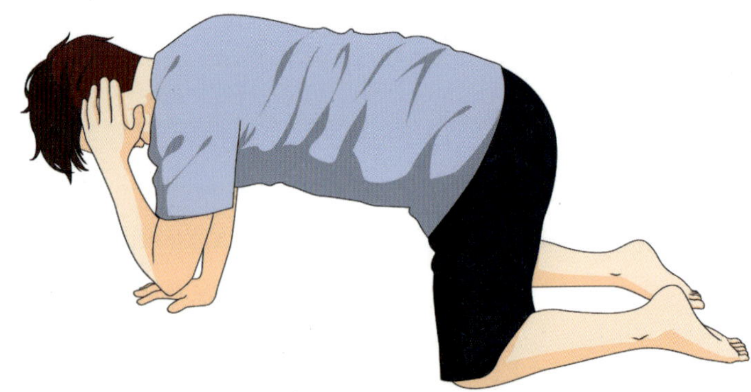

① 시작 자세

- 네발 기기 자세를 취한다.
- 한 손을 머리 뒤에 놓는다.

> **Tip**
> ★ 허리가 아래로 너무 굽어지거나 위로 솟지 않게 유지한다.

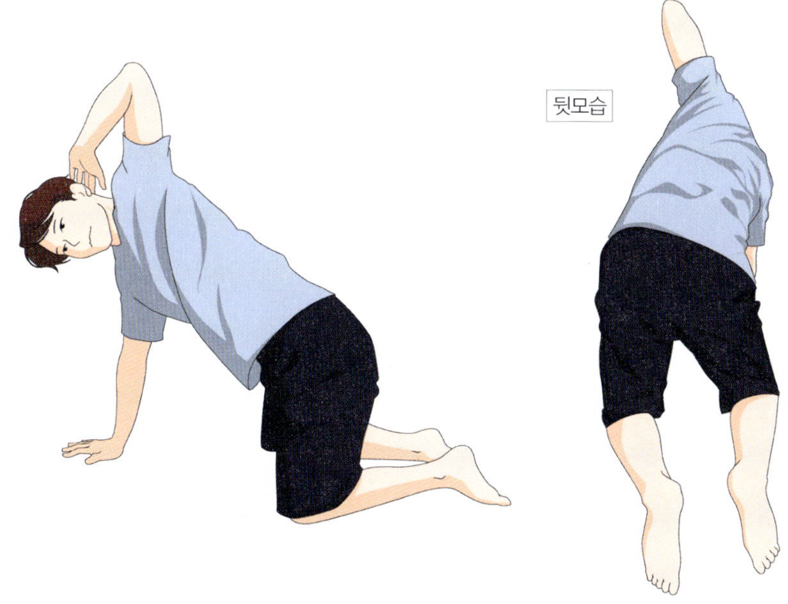

② 운동 자세

- 팔과 함께 몸통을 최대한 위로 회전시켜 올린다.
- 각 동작당 1회에 2초 정도 유지하고 다시 돌아간다.
  예) 1회(2초) → 5회 → 10회
- 처음에는 2초씩 유지하되, 7초까지 늘려나가도 된다.
- 한쪽 10회 후 반대쪽 10회 시행하고 늘려나간다.
  예) 10회 → 20회

Tip

★ 골반이 옆으로 빠지지 않게 최대한 등 척추에서 가동 범위가 나오게 한다.

★ 손목과 어깨 등 통증이 발생하면 멈추고 무리하지 않는다.

운동 난이도 ★★★☆☆

무릎 들기는 코어 근육 중 복근을 강화시키고 자세를 유지하는 안정성을 향상시킨다.

1 운동 목적

- 복근을 강화하고 근지구력을 증가시킨다.

2 운동 방법

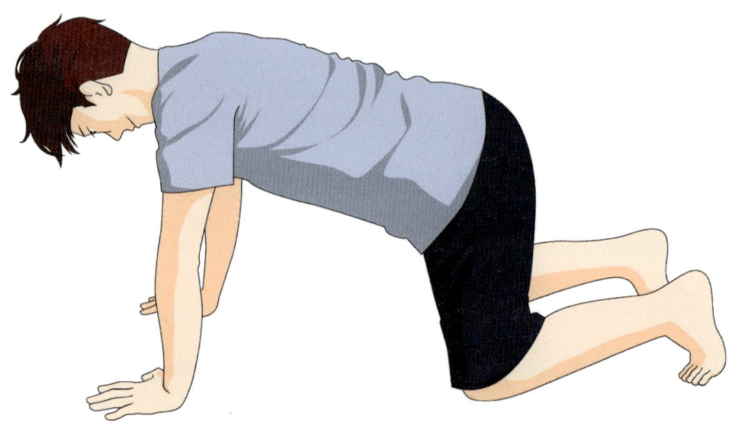

① 시작 자세

- 네발 기기 자세를 취한다.
- 양팔과 다리는 바닥과 수직이 되게 한다.

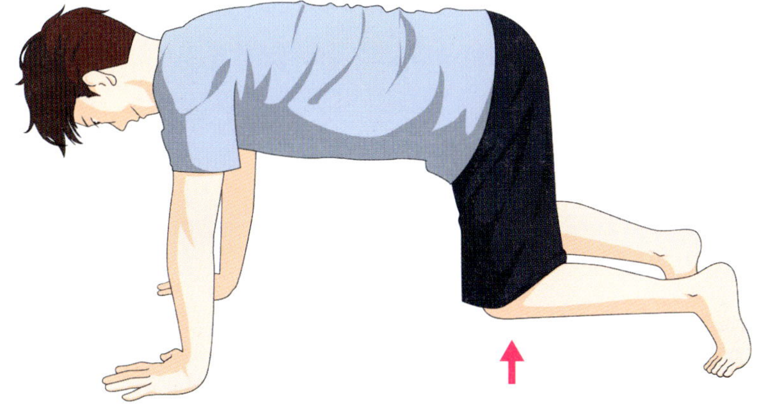

② 운동 자세

- 양 무릎을 지면에서 5cm 정도 들어 올리고 유지한다.
- 각 동작당 1회에 2초 정도 유지하고 다시 돌아간다.
  예) 1회(2초) → 5회→ 10회
- 처음에는 2초씩 유지하되, 7초까지 늘려나가도 된다.

★ 손목과 어깨 등 통증이 발생하면 멈추고 무리하지 않는다.

운동 난이도 ★★★★★

이 동작은 '네발 기기에서 무릎 들기'의 심화 운동이다. 척추 주변의 몸통 근육인 코어 근육을 활성화한 상태에서 팔과 다리를 잘 쓰일 수 있게 한다.

1 운동 목적

- 척추의 안정성과 팔과 다리의 협응력_{조화롭게 움직이는 능력}을 높인다.

2 운동 방법 1

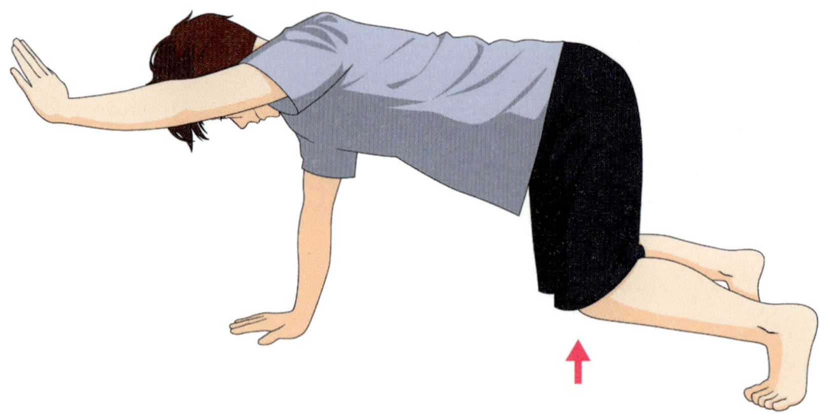

① 운동 자세

- 네발 기기 자세를 취한다(시작 자세).
- 양 무릎을 지면에서 5cm 정도 들어 올리고 유지한다.

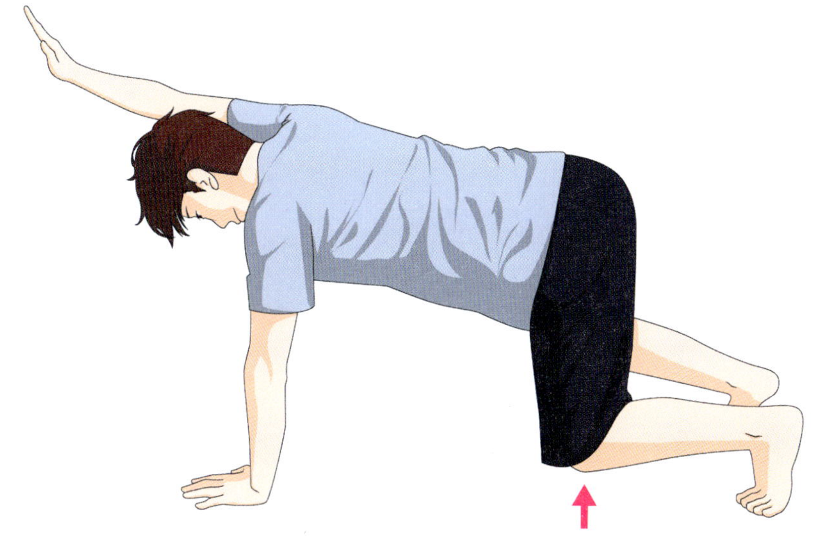

② 운동 자세

- 한 팔씩 좌우 번갈아 가며 몸통 높이까지 들어 올린다.
- 각 동작당 1회에 2초 정도 유지하고 다시 돌아간다.
  예) 1회(2초) → 5회 → 10회
- 처음에는 2초씩 유지하되, 7초까지 늘려나가도 된다.

Tip

★ 손목과 어깨 등 통증이 발생하면 멈추고 무리하지 않는다.

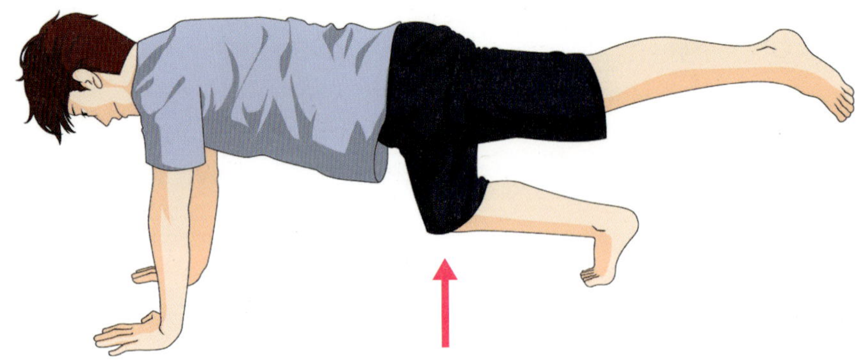

① 운동 자세

- 네발 기기 자세를 취한다(시작 자세).
- 무릎을 5cm든 상태에서 한 다리씩 좌우 번갈아 가며 몸통 높이까지 뻗는다.

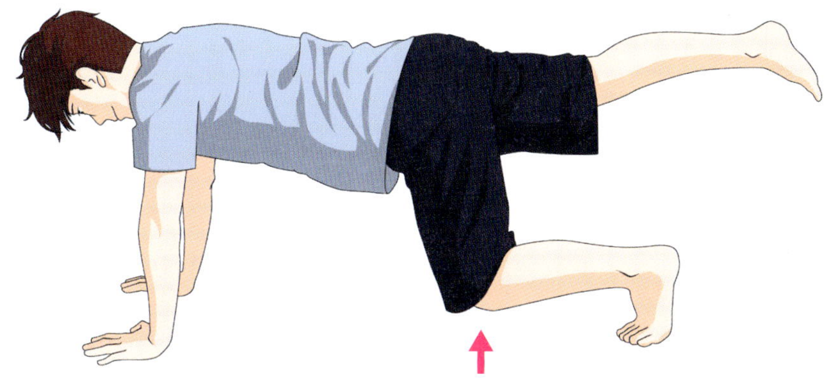

② 운동 자세

- 한 다리씩 좌우 번갈아 가며 몸통 높이까지 뻗는다.
- 각 동작당 1회에 2초 정도 유지하고 다시 돌아간다.
  예) 1회(2초) → 5회 → 10회
- 처음에는 2초씩 유지하되, 7초까지 늘려나가도 된다.

Tip
★ 손목과 어깨 등 통증이 발생하면 멈추고 무리하지 않는다.

플랭크

플랭크는 코어 근육 중 복근을 강화시키고, 자세를 유지하는 안정성을 향상시킨다.

1 운동 목적

- 복근을 강화하고 근지구력을 증가시킨다.

2 운동 방법 1

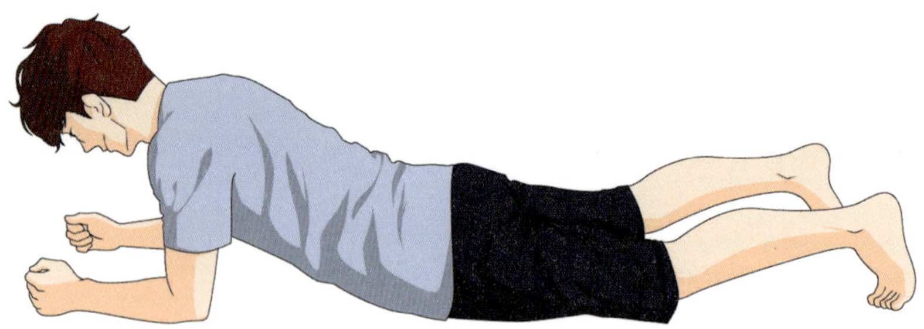

① 시작 자세

- 바닥에 엎드린 자세를 취한다.
- 양 팔꿈치를 90도로 구부려서 몸을 지탱하고 배를 지면에 댄다.

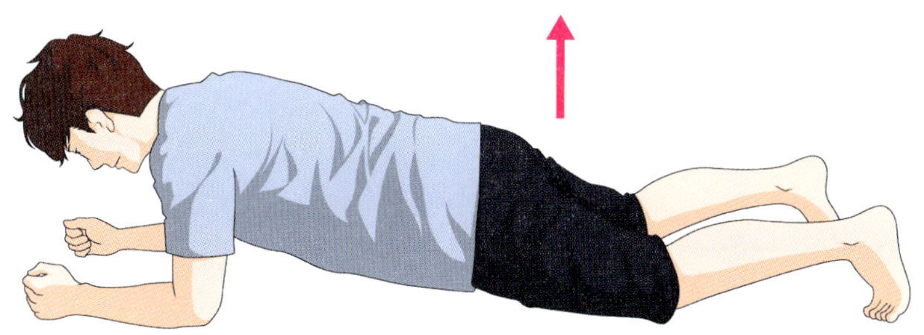

② 운동 자세(무릎 대고 플랭크)

- 먼저 무릎을 댄 상태에서 엉덩이를 뒤로 들어 올린다.
- 각 동작당 1회에 2초 정도 유지하고 다시 돌아간다.
  예) 1회(2초) → 5회→ 10회
- 처음에는 2초씩 유지하되, 7초까지 늘려나가도 된다.

Tip

★ 목과 어깨 등 통증이 발생하면 멈추고 무리하지 않는다.

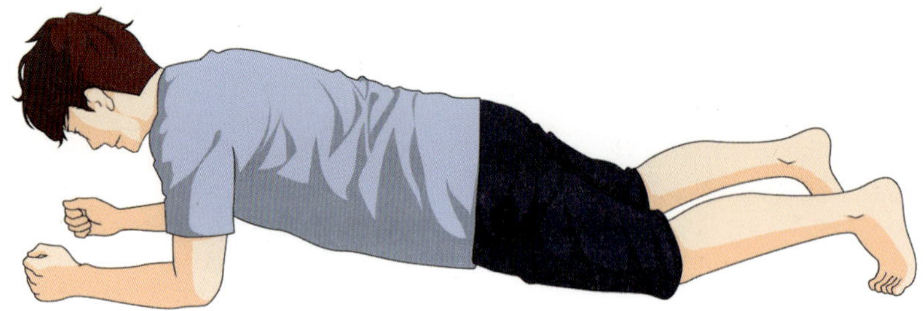

① 시작 자세

- 바닥에 엎드린 자세를 취한다.
- 양 팔꿈치를 90도로 구부려서 몸을 지탱하고 배를 지면에 댄다.

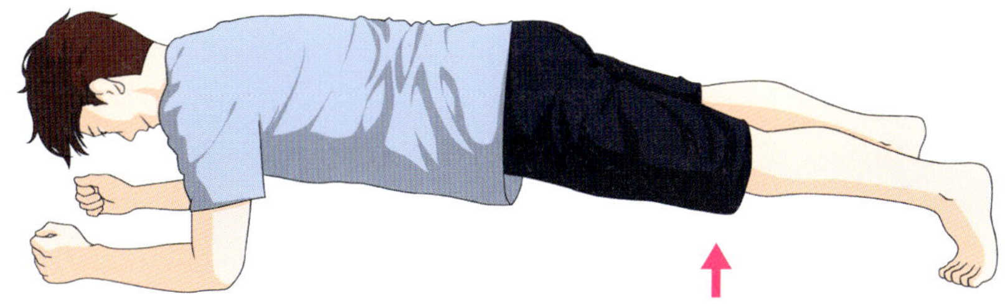

② 운동 자세(무릎 펴고 플랭크)

- 엉덩이와 무릎을 펴서 일직선을 유지한다.
- 허리를 젖히거나 엉덩이를 과도하게 올리지 않는다.
- 각 동작당 1회에 2초 정도 유지하고 다시 돌아간다.
  예) 1회(2초) → 5회→ 10회
- 처음에는 2초씩 유지하되, 7초까지 늘려나가도 된다.

★ '무릎 대고 플랭크' 자세가 숙달되면 '무릎 펴고 플랭크'를 시행한다.

★ 목과 어깨 등 통증이 발생하면 멈추고 무리하지 않는다.

운동 난이도 ★★☆☆☆

이 동작은 엉덩이 근육 중 중둔근을 강화시켜 허리의 안정성과 바른 자세를 유지시킨다.

1 운동 목적

- 중둔근을 강화시키고 고관절 회전 범위를 증가시킨다.

2 운동 방법

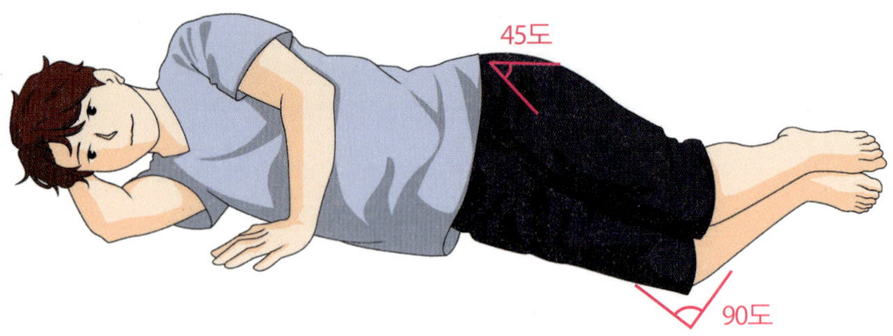

① 시작 자세

- 옆으로 눕는다.
- 고관절은 45도, 무릎은 90도 구부린다.
- 바닥에 팔을 잘 고정한다.

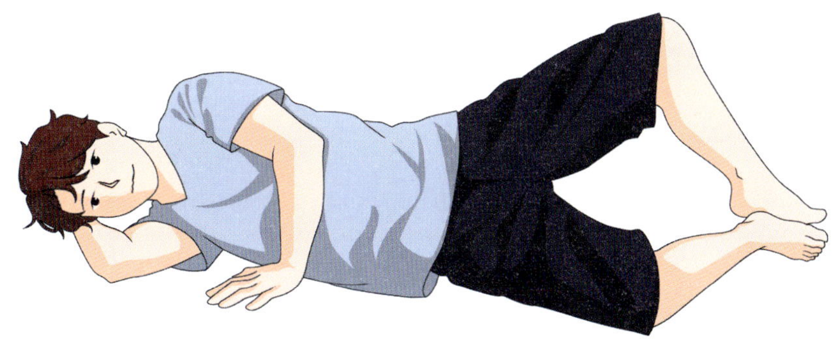

② 운동 자세

- 양발은 마주 댄 상태에서 무릎을 위로 최대한 벌려준다.
- 각 동작당 1회에 2초 정도 유지하고 다시 돌아간다.

  예) 1회(2초) → 5회 → 10회

- 처음에는 2초씩 유지하되, 7초까지 늘려나가도 된다.
- 한쪽 10회 후 반대쪽 10회 시행하고 늘려나간다.

  예) 10회 → 20회

Tip

★ 골반과 몸통이 뒤로 회전하지 않게 자세를 바로 유지한다.

운동 난이도 ★★★★☆

사이드 플랭크는 코어 근육 중 외복사근과 옆구리 근육을 강화시켜 안정성과 바른 자세를 유지하는 데 도움이 된다.

1 운동 목적

- 외복사근과 허리 주변 근육을 강화시킨다.

2 운동 방법 1

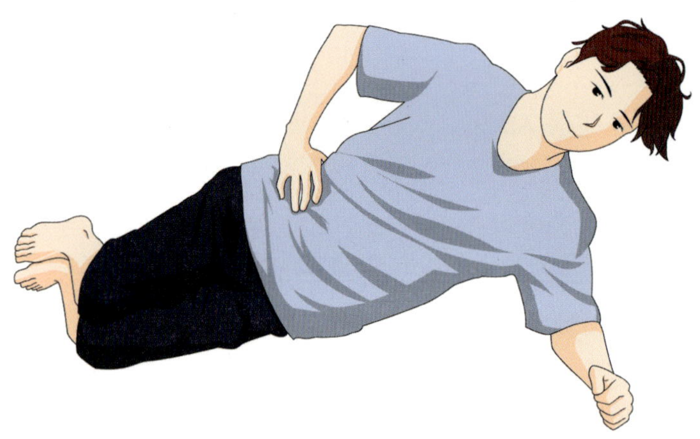

① 시작 자세

- 옆으로 누운 상태에서 팔꿈치와 무릎을 90도로 구부리고 바닥에 댄다.
- 반대 손은 허리에 올려놓는다.

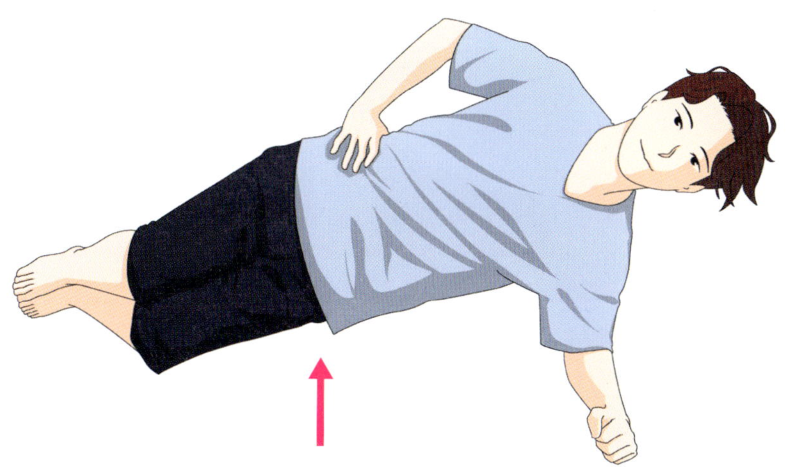

② 운동 자세(무릎 대고 사이드 플랭크)

- 한쪽 손은 허리에 놓고 몸을 일자로 유지한 후 엉덩이를 위로 들어 올린다.
- 각 동작당 1회에 2초 정도 유지하고 다시 돌아간다.
  예) 1회(2초) → 5회 → 10회
- 처음에는 2초씩 유지하고 7초까지 늘려나간다.
- 한쪽 10회 후 반대쪽 10회 시행하고 늘려나간다.
  예) 10회 → 20회

Tip
★ 거울로 동작을 확인하면 자세 유지에 도움이 된다.
★ 목과 어깨 등 통증이 발생하면 멈추고 무리하지 않는다.

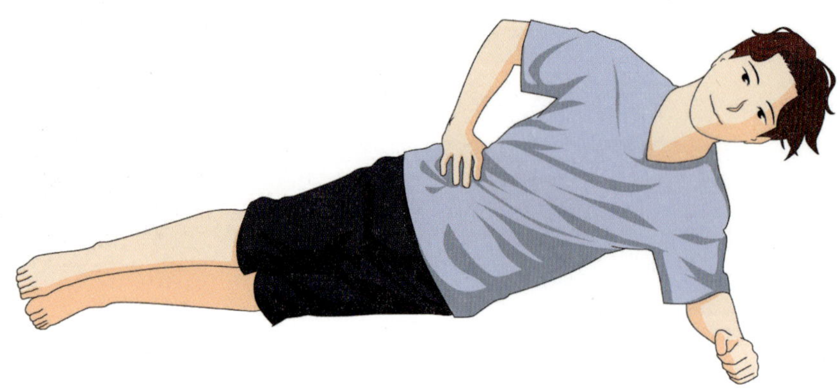

① 시작 자세

- 옆으로 누운 상태에서 팔꿈치는 90도로 구부리고 무릎은 편 채로 바닥에 댄다.
- 반대 손은 허리에 올려놓는다.

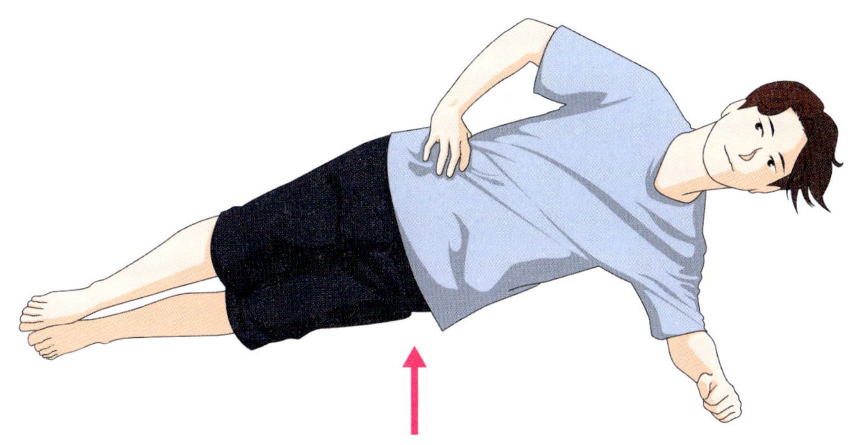

② 운동 자세(사이드 플랭크)

- 몸을 일자로 유지한 후 엉덩이를 들어 올린다.
- 무릎이 구부러지거나 몸통이 회전되지 않게 한다.
- 각 동작당 1회에 2초 정도 유지하고 다시 돌아간다.

  예) 1회(2초) → 5회→ 10회
- 처음에는 2초씩 유지하고 7초까지 늘려나간다.
- 한쪽 10회 후 반대쪽 10회 시행하고 늘려나간다.

  예) 10회 → 20회

★ '무릎 대고 사이드 플랭크'가 숙달되면 '사이드 플랭크'를 시행한다.

★ 목과 어깨 등 통증이 발생하면 멈추고 무리하지 않는다.

팔 굽혀 펴기

'팔 굽혀 펴기'는 상체가 구부정하고 근력이 약화되어 있을 때 하는 대표적인 상체 운동이다. 팔, 가슴, 등 근육을 동시에 발달하는 데 팔 굽혀 펴기가 도움이 된다.

1 운동 목적

- 팔, 가슴, 등 근육을 강화시킨다.

2 운동 방법 1

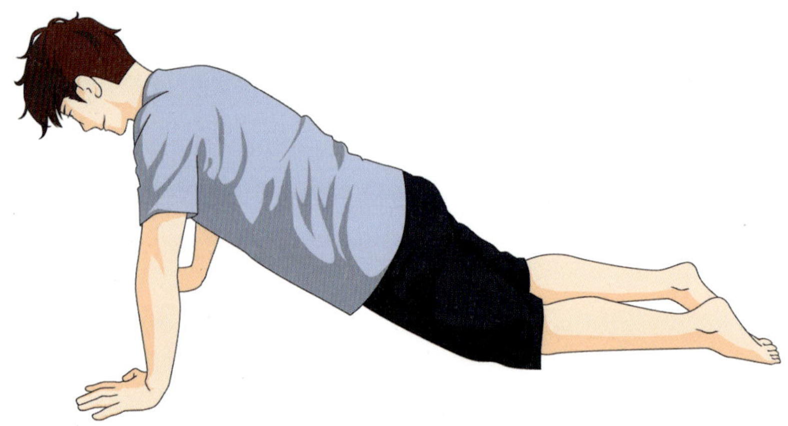

① 시작 자세

- 양팔을 어깨너비로 벌리고 무릎을 바닥에 댄다.
- 이때 팔이 어깨와 수직인 상태로 지면에 댄다.

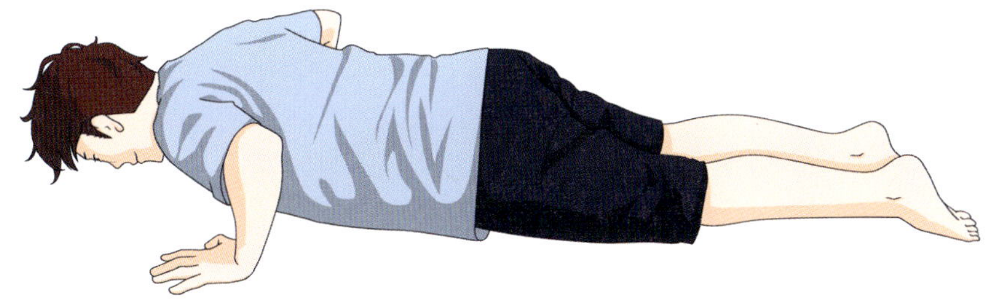

② 운동 자세(무릎 대고 팔 굽혀 펴기)

- 팔꿈치를 구부려 가슴을 바닥에서 5cm 들릴 정도로 내려간다.
- 바닥을 밀면서 다시 시작 자세로 돌아온다.
- 각 동작당 1회에 2초 정도 유지하고 다시 돌아간다.
  예) 1회(2초) → 5회 → 10회
- 10회 시행하고 늘려나간다.
  예) 10회 → 20회 → 30회

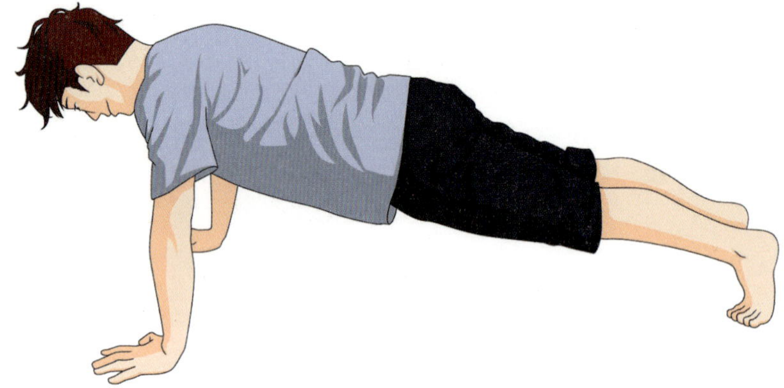

① 시작 자세

- 엎드려뻗쳐 자세에서 무릎을 펴고 몸을 일자로 유지한다.
- 이때 팔이 어깨와 수직인 상태로 지면에 댄다.

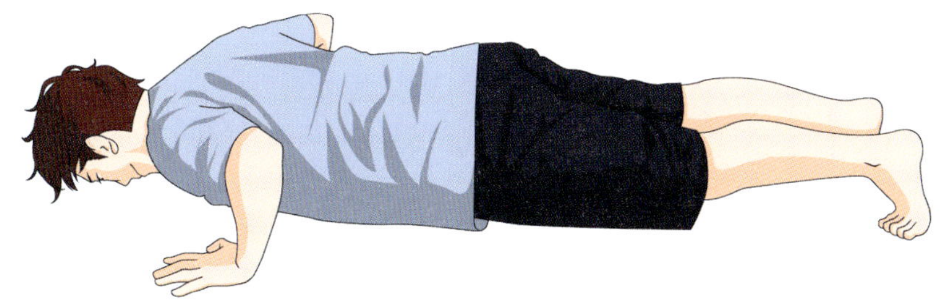

② 운동 자세(무릎 펴고 팔 굽혀 펴기)

- 몸을 일자로 유지한 후 팔 굽혀 펴기를 시행한다.
- 바닥을 밀면서 다시 시작 자세로 돌아온다.
- 각 동작당 1회에 2초 정도 유지하고 다시 돌아간다.
  예) 1회(2초) → 5회 → 10회
- 10회 시행하고 늘려나간다.
  예) 10회 → 20회 → 30회

Tip

★ '무릎 대고 팔 굽혀 펴기'가 숙달되면 '무릎 펴고 팔 굽혀 펴기'를 시행한다.

★ 허리가 과도하게 젖혀지거나 엉덩이가 위로 올라가지 않게 몸통과 다리를 일자로 유지한다.

★ 통증이 발생하면 멈춘다.

YTW 어깨 운동

　팔 모양이 Y, T, W 모양이 되도록 하는 어깨 운동이다. 목과 어깨를 교정하고 제 위치에 올 수 있도록 승모근_{상·중·하부}과 등 근육을 강화시키는 동작이다. 'W 동작' 자세를 완전히 취한 후 'T 동작' → 'Y 동작'으로 넘어간다. WTY 순으로 하되, 동작이 불가능하면 전 동작을 다시 시행한다.

1 운동 목적

- 승모근_{상·중·하부}과 등 근육을 강화시킨다.

2 운동 방법

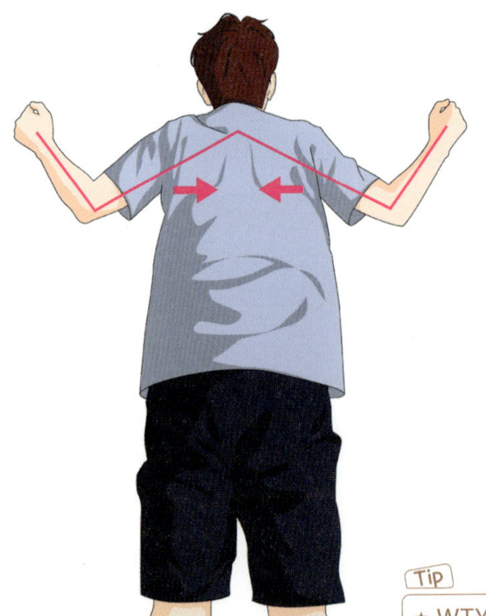

① 운동 자세

- 엎드려 눕는다(시작 자세).
- 팔꿈치를 밑으로 조인다는 느낌으로 W 동작을 취한다.
- 각 동작당 1회에 2초 정도 유지하고 다시 돌아간다.
  예) 1회(2초) → 5회 → 10회
- 10회 시행하고 늘려나간다.
  예) 10회 → 20회 → 30회

Tip
★ WTY 동작 시 팔은 지면에 닿지 않게 들어 올려야 한다.

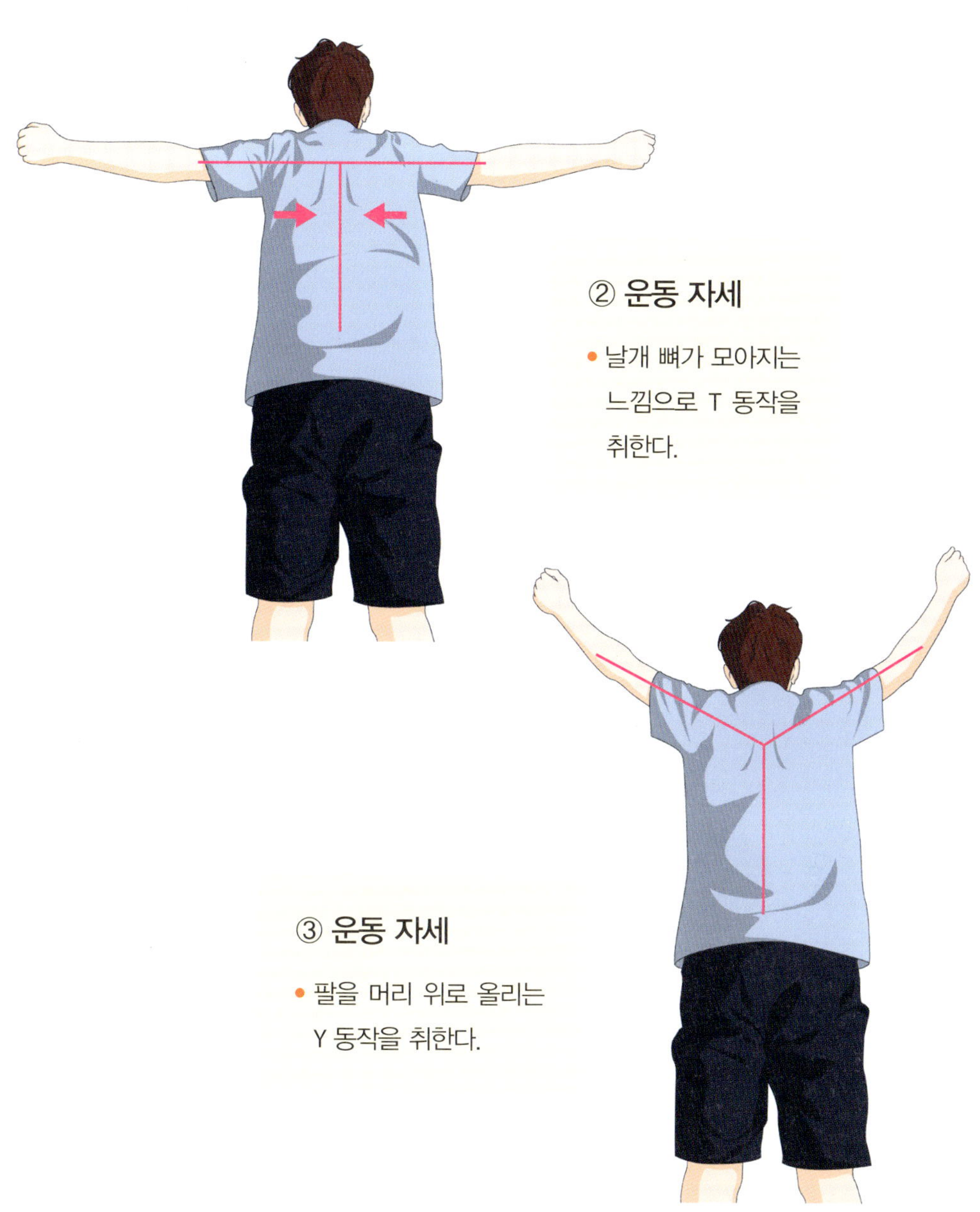

② 운동 자세

- 날개 뼈가 모아지는
  느낌으로 T 동작을
  취한다.

③ 운동 자세

- 팔을 머리 위로 올리는
  Y 동작을 취한다.

바닥에 손 짚고 걷기

오래 앉아서 일하거나 공부하는 사람은 자세를 유지하는 몸통의 안정성이 부족하다. 고관절과 무릎을 구부리고 있으면 뒤쪽 허벅지인 햄스트링과 종아리 근육도 짧아진다. 몸통을 바르게 유지하고 근육을 늘려야 허리와 무릎의 통증을 줄일 수 있다.

1 운동 목적

- 몸통 근육의 안정성과 후방 사슬 근육햄스트링, 종아리을 늘려 준다.

2 운동 방법 1

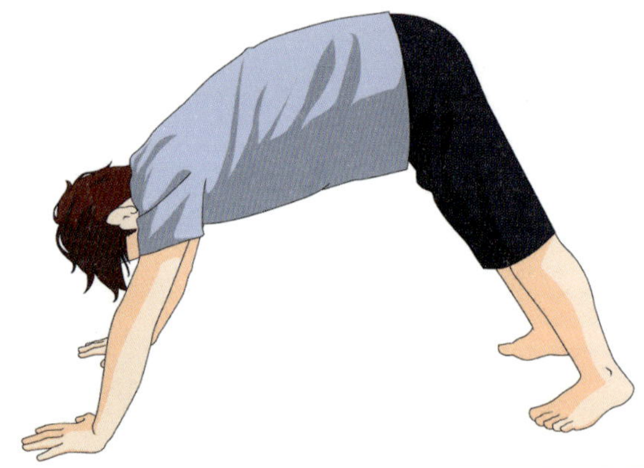

① 시작 자세

- 엎드려 어깨너비로 팔과 다리를 바닥에 댄다.

Tip

★ 자세가 흐트러지지 않도록 유지한다.

216

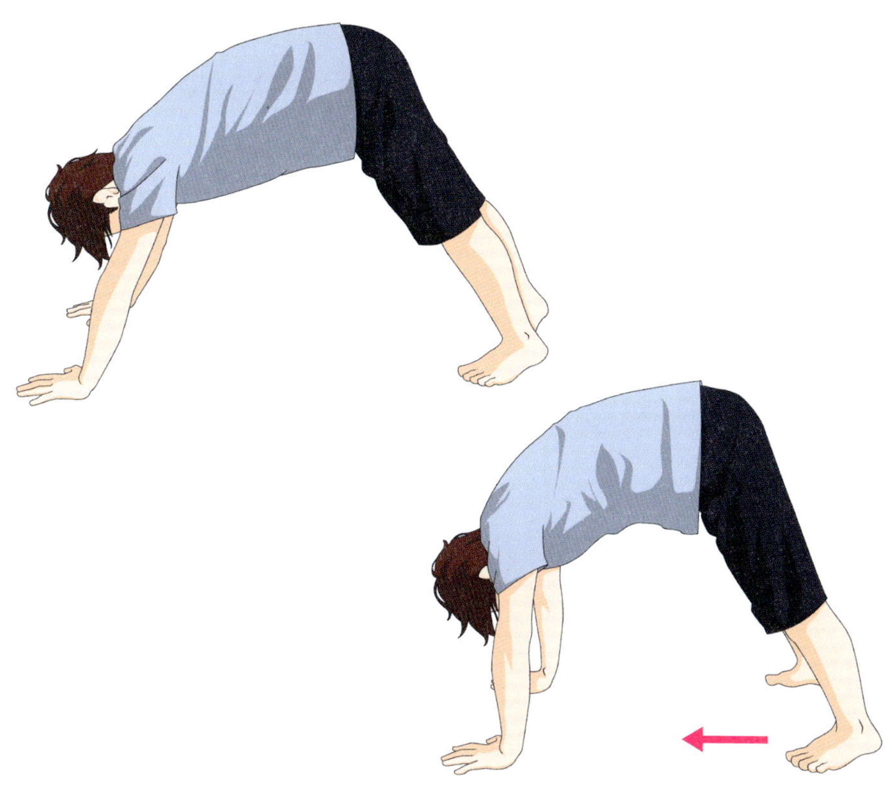

② 운동 자세

- 한 발씩 번갈아가며 천천히 앞으로 걷기를 한다.
- 최대한 무릎을 편 채로 움직이고 배와 무릎이 만난다는 느낌으로 올라간다.
- 다시 뒤로 돌아간다.
- 10회 시행하고 늘려나간다.

  예) 10회 → 20회 → 30회

Tip

★ 손목과 어깨가 아프면 동작을 멈춘다.

★ 무릎을 펴고 발뒤꿈치를 최대한 지면에 닿으면서 움직여야 한다.

운동 난이도 ★★★★★

코어 근육과 상·하체 근력을 동시에 강화하고 움직임을 조절하기 위한 운동이다.

1 운동 목적

- 코어 근육과 상·하체 근력을 강화시킨다.

2 운동 방법

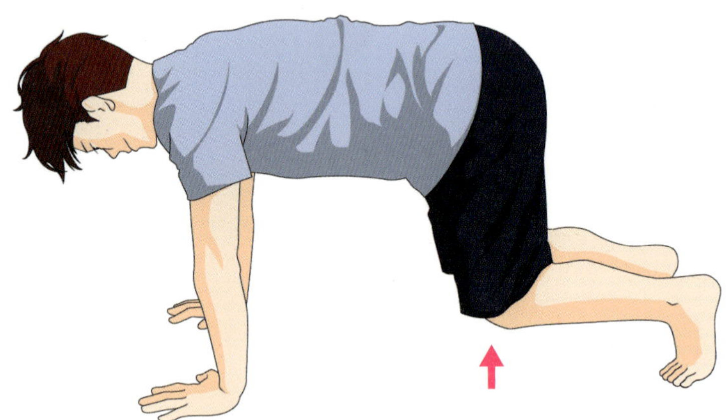

① 시작 자세

- 네발 기기 자세를 취한다.
- 무릎을 지면에서 5cm 들어 올린다.

Tip

★ 자세가 흐트러지지 않도록 유지한다.

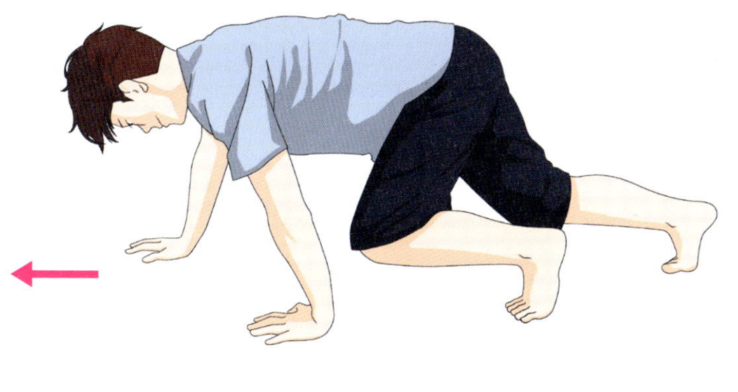

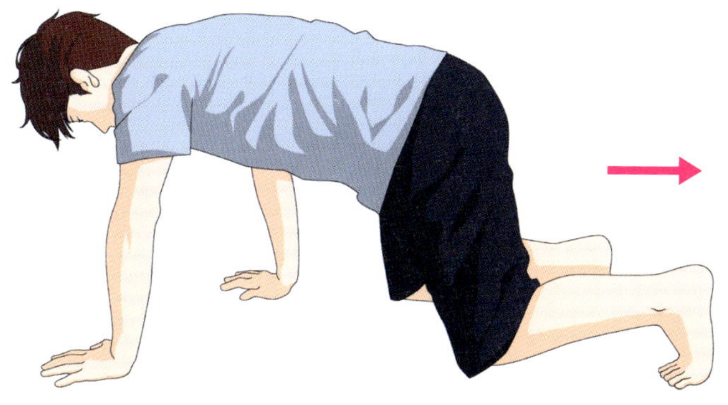

② 운동 자세

- 무릎을 든 상태에서 한 팔과 한 발씩 번갈아가며 천천히 앞으로 걷기를 한다.
- 시작 자세로 돌아올 때도 천천히 한 팔과 한 발씩 내려온다.
- 앞으로 갔다가 뒤로 오면 1회이며 횟수를 늘려나간다.

  예) 3회 → 5회→ 10회

Tip

- ★ 왕복할 때 무릎이 지면에 닿지 않게 해야 한다.
- ★ 몸통과 골반이 많이 흔들리지 않게 시행한다.
- ★ 손목이나 어깨가 아프면 멈춘다.

운동 난이도 ★★☆☆☆

고관절 앞쪽 근육이 짧아지거나 오래 앉아 있는 경우 구부정한 자세가 된다. 이 운동을 꾸준히 하면 고관절 앞쪽을 늘려주면서 엉덩이 근육 강화와 함께 고관절과 골반을 조절하는 능력이 좋아진다.

1 운동 목적

- 고관절과 골반을 조절하는 능력을 향상시킨다.

2 운동 방법

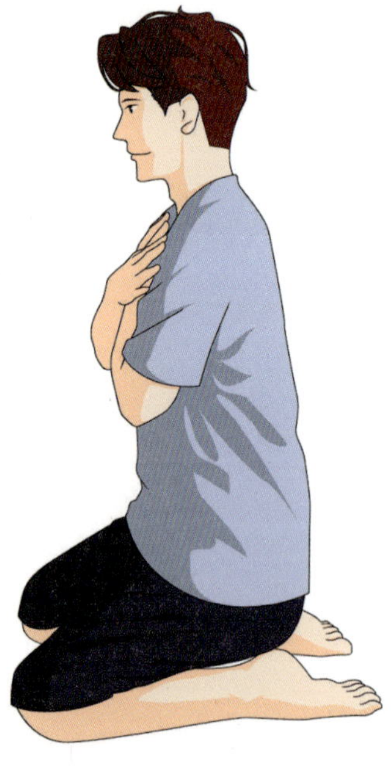

① 시작 자세

- 무릎을 꿇고 팔을 교차해서 가슴 앞에 놓는다.
- 상체를 바로 세운다.

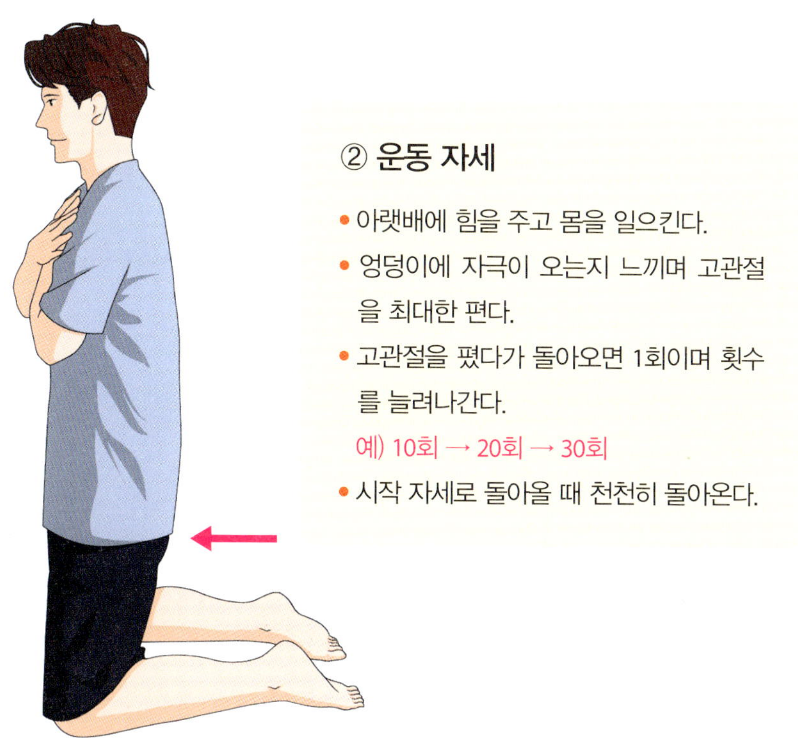

② 운동 자세

- 아랫배에 힘을 주고 몸을 일으킨다.
- 엉덩이에 자극이 오는지 느끼며 고관절을 최대한 편다.
- 고관절을 폈다가 돌아오면 1회이며 횟수를 늘려나간다.

  예) 10회 → 20회 → 30회
- 시작 자세로 돌아올 때 천천히 돌아온다.

Tip

★ 허리가 뒤로 젖혀지지 않게 한다.

★ 몸통을 앞으로 숙이거나 많이 흔들리지 않게 한다.

★ 무릎에 꼭 수건을 대고 시행하고 아프면 멈춘다.

운동 난이도 ★★☆☆☆

　목 척추는 숙이고 젖히고 회전하는 동작을 무리하게 하면 통증이 생기고 안정성이 떨어진다. 목 근육을 4방향앞·뒤·좌·우으로 손을 이용해 움직임 없이 버티는 힘등척성 수축을 통해 근력을 키워보자.

1 운동 목적

- 목 주변 근육을 강화시키고 안정성을 증가시킨다.

2 운동 방법

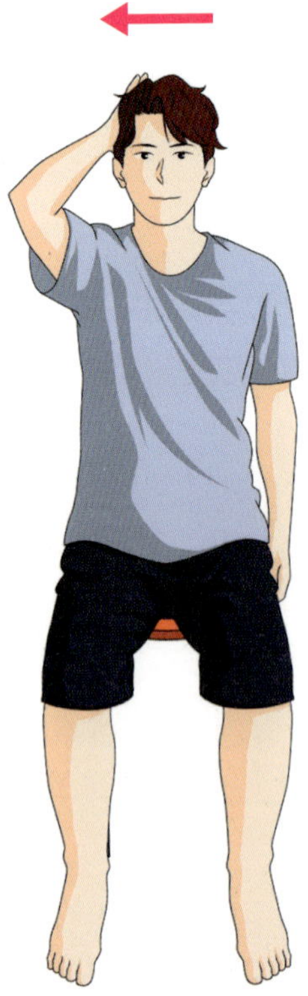

① 운동 자세

- 손바닥을 오른쪽 머리에 대고 살짝 버틴다는 느낌으로 힘을 준다.
- 각 동작당 1회에 2초 정도 유지하고 다음 동작을 한다.
  예) 1회(2초) → 5회 → 10회

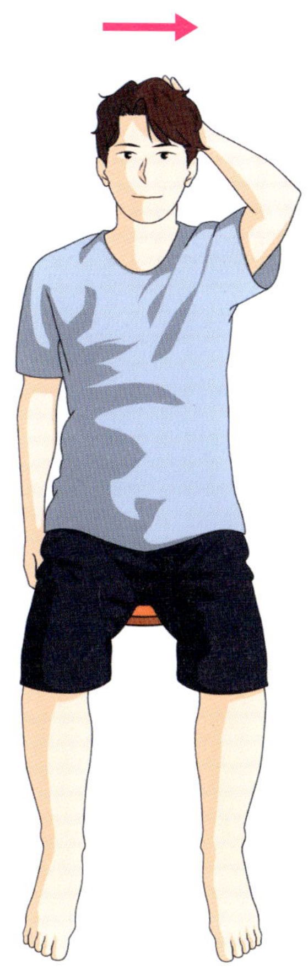

② 운동 자세

- 손바닥을 왼쪽 머리에 대고 살짝 버틴다는 느낌으로 힘을 준다.
- 각 동작당 1회에 2초 정도 유지하고 다시 돌아간다.

  예) 1회(2초) → 5회→ 10회

Tip

★ 운동 순서는 크게 상관없다.

★ 머리의 움직임 없이 버틴다는 느낌으로 하는 것이 관건이다.

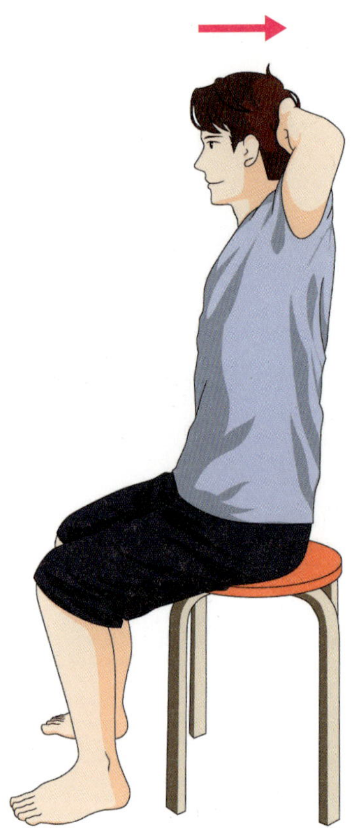

③ 운동 자세

- 손바닥을 뒤통수에 대고 살짝 버틴다는 느낌으로 힘을 준다.
- 각 동작당 1회에 2초 정도 유지하고 다음 동작을 한다.

예) 1회(2초) → 5회→ 10회

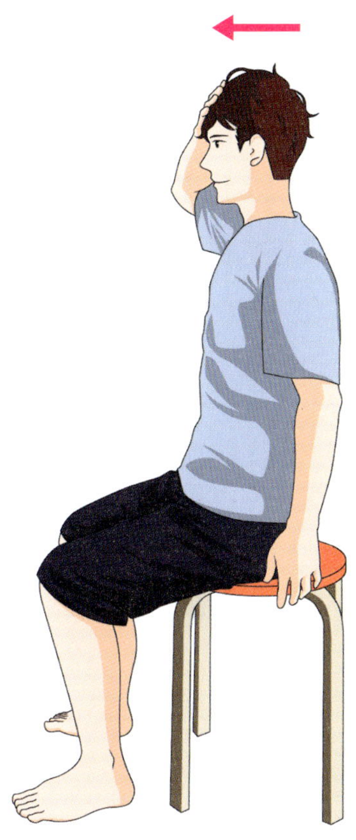

④ 운동 자세

- 손바닥을 이마에 대고 살짝 버틴다는 느낌으로 힘을 준다.
- 각 동작당 1회에 2초 정도 유지하고 다음 동작을 한다.

  예) 1회(2초) → 5회→ 10회

Tip

★ 운동 순서는 크게 상관없다.

★ 머리의 움직임 없이 버틴다는 느낌으로 하는 것이 관건이다.

종아리 뒤쪽 근육비복근 강화는 걸을 때 발을 떼고 앞으로 나아가는 힘을 길러 준다.

1 운동 목적

- 종아리 근육 강화와 균형 능력을 향상시킨다.

2 운동 방법

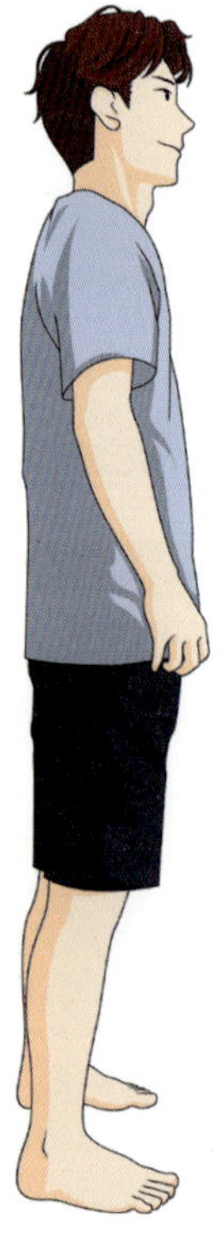

① 시작 자세

- 양발을 어깨너비로 벌리고 바르게 선다.

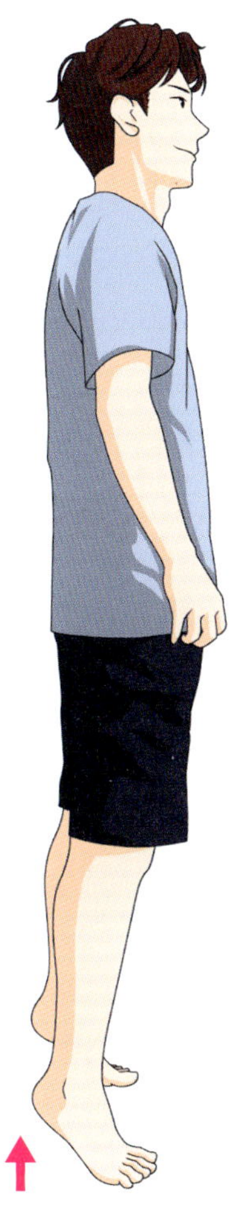

② 운동 자세

- 발뒤꿈치를 천천히 들어 올린다.
- 종아리 근육에 힘이 들어오는지 느끼면서 시행한다.
- 10회씩 늘려나간다.

  예) 10회 → 20회 → 30회

★ 몸통이 앞으로 숙여지지 않게 한다.

★ 몸이 많이 흔들리고 자세를 유지하기 힘들면 벽에 양손을 대고 마주보며 시행한다.

서서 앞꿈치 들기

'서서 앞꿈치 들기'는 앞 정강 근육전경골근을 강화하고, 걸을 때 앞꿈치가 위로 잘 올라가게 해 넘어지지 않도록 도와준다.

1 운동 목적

- 정강이 근육 강화와 균형 능력을 향상시킨다.

2 운동 방법

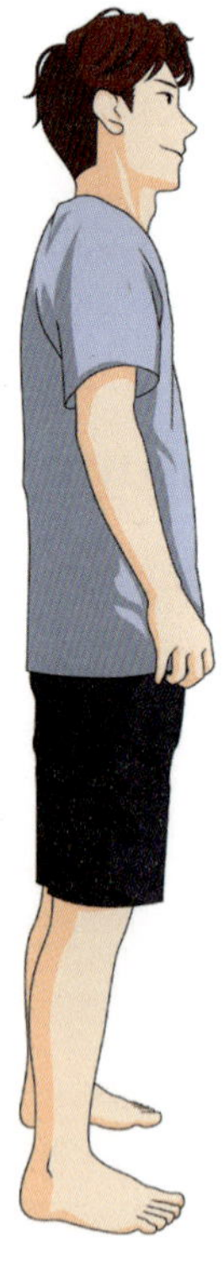

① 시작 자세

- 양발을 어깨너비로 벌리고 바르게 선다.

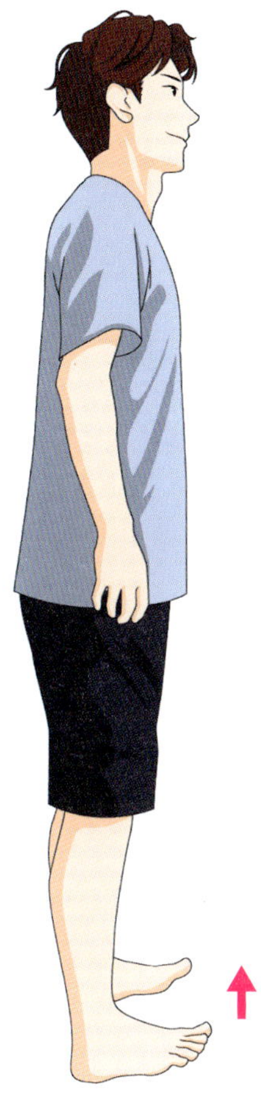

② 운동 자세

- 앞꿈치를 천천히 위로 올린다.
- 정강이 근육에 힘이 들어오는지 느끼면서 시행한다.
- 10회씩 늘려나간다.

  예) 10회 → 20회 → 30회

Tip
- ★ 몸통이 뒤로 숙여지지 않게 한다.
- ★ 몸이 많이 흔들리고 자세를 유지하기 힘들면 벽에 양손을 대고 마주보며 시행한다.

운동 난이도 ★★☆☆☆

어깨가 자주 뭉치거나 아픈 경우 날개 뼈_{견갑골}가 전상방으로 올라간 경우가 많다. 팔을 들어 올려 내리는 운동을 하면 날개 뼈가 올라가지 않고, 안정적으로 조절돼 뭉침과 통증 감소에 도움이 된다.

1 운동 목적

- 중·하부 승모근을 강화시킨다.

2 운동 방법

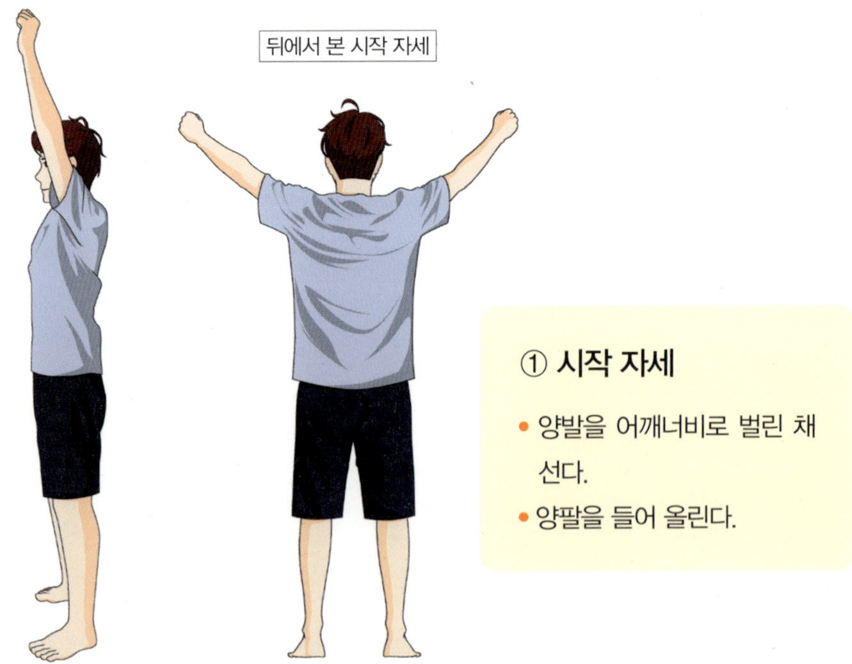

① 시작 자세

- 양발을 어깨너비로 벌린 채 선다.
- 양팔을 들어 올린다.

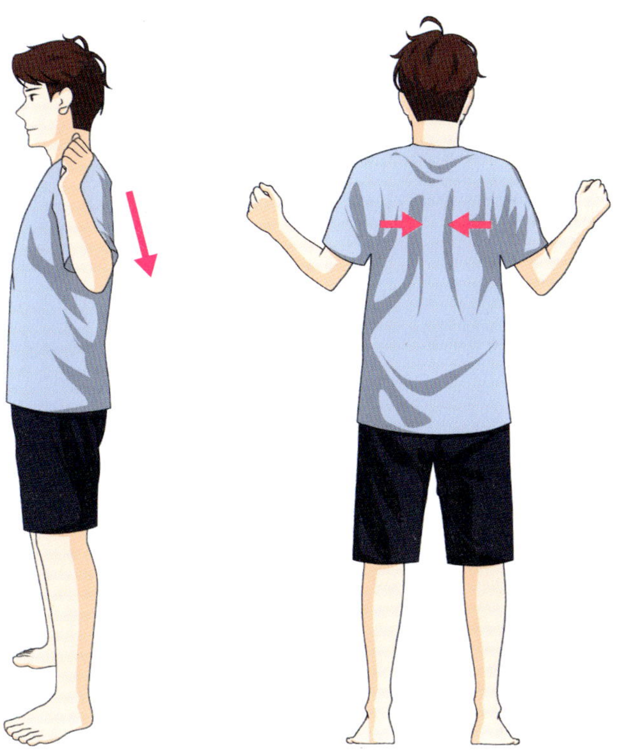

② 운동 자세

- 양팔을 위에서 아래로 당기듯이 천천히 내린다.
- 당긴 상태에서 날개 뼈를 모으고 고정하는 느낌으로 자세를 유지한다.
- 10회씩 늘려나간다.

  예) 10회 → 20회 → 30회

Tip

★ 허리가 뒤로 젖혀지지 않게 한다.

★ 앉아서도 똑같이 시행할 수 있다.

운동 난이도 ★☆☆☆☆

어깨가 구부정하고 등이 굽은 경우 팔이 안쪽으로 회전되어 있는 상태다. 이번 동작은 팔을 바깥으로 회전시켜 어깨와 등을 펴고 바른 자세를 유지시켜 준다.

1 운동 목적

- 회전근개 근육 극상근, 극하근, 소원근을 강화하고 가동 범위를 늘려준다.

2 운동 방법

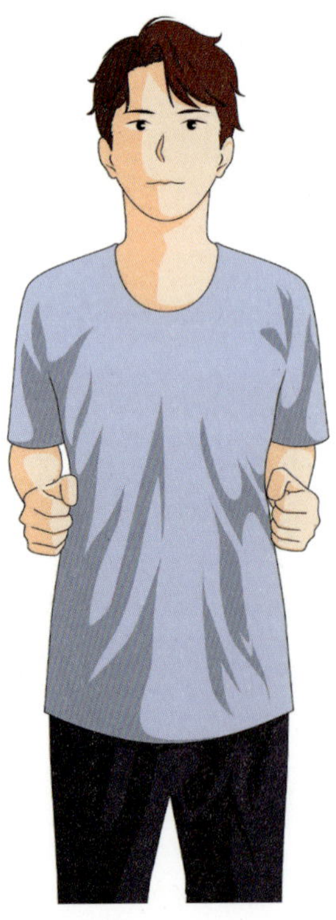

① 시작 자세

- 발을 어깨너비로 벌리고 선다.
- 팔꿈치를 90도로 구부린다.

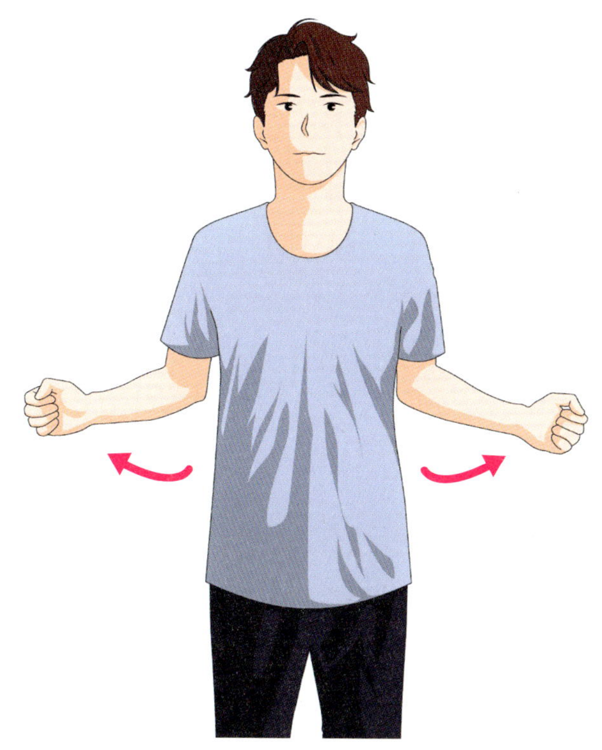

② 운동 자세

- 양팔을 바깥쪽으로 최대한 회전시키며 벌린다.
- 날개 뼈 쪽에 힘이 들어가는지 확인하고 자세를 유지한다.
- 20회씩 늘려나간다.

예) 20회 → 40회 → 60회

Tip

★ 팔꿈치를 몸통에서 떨어지지 않게 하는 것이 중요하다.

★ 가슴과 어깨를 펴고, 허리는 젖히지 않는다.

★ 앉아서도 똑같이 시행할 수 있다.

벽에 등 대고 스쿼트

스쿼트는 허벅지와 엉덩이 근육을 강화시키는 대표적인 하체 운동이다. 처음 시작할 때는 벽에 등을 대거나 짐볼을 이용하는 것이 좋다. 도구를 이용하면 허리를 보호하며 균형을 잃지 않고 안전하게 할 수 있다는 장점이 있다.

1 운동 목적

- 허벅지와 엉덩이 근육을 강화시킨다.

2 운동 방법

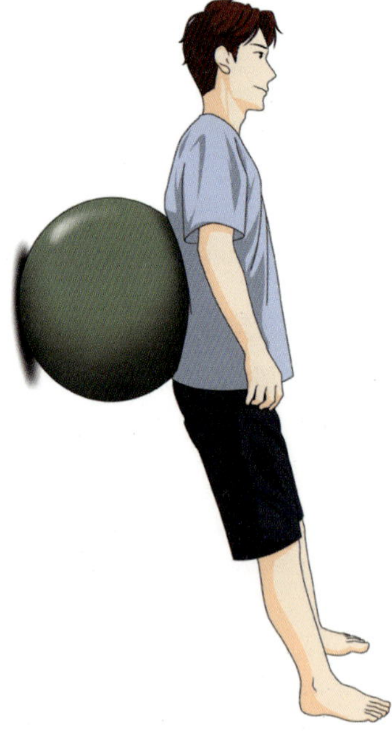

① 시작 자세

- 벽에 짐볼을 대고 등으로 잘 고정한 뒤 준비 자세를 취한다.
- 양발은 어깨너비로 벌리고 한 발자국 앞으로 나간다.

Tip

★ 짐볼이 아래로 떨어지지 않도록 잘 고정한다.

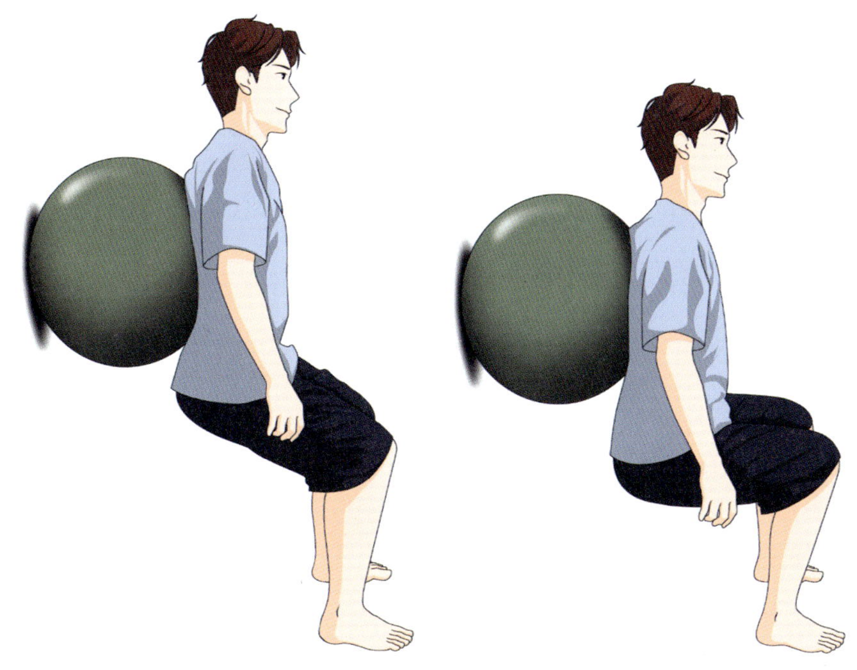

② 운동 자세

- 무릎을 서서히 구부려 앉는 자세를 취한다.
- 각 동작당 1회에 2초 정도 유지하고 다시 돌아간다.
- 10회씩 늘려나간다.

예) 10회 → 20회 → 30회, 최대 100회까지 시행한다.

★ 처음부터 무릎을 90도로 구부리지 않고, 중간 각도 범위에서 충분히 시행한다.

★ 횟수에 집착해서 무리하게 많이 하지 않고 조금씩 늘려나간다.

스쿼트

　스쿼트는 허벅지와 엉덩이 근육을 강화시키는 대표적인 하체 운동이다. 벽에 등을 대거나 공을 이용한 스쿼트를 충분히 한 후 이 동작을 하는 게 좋다. 정확한 자세로 운동하는 것이 우선이므로 충분히 연습해야 한다.

1 운동 목적

- 허벅지와 엉덩이 근육을 강화시킨다.

2 운동 방법

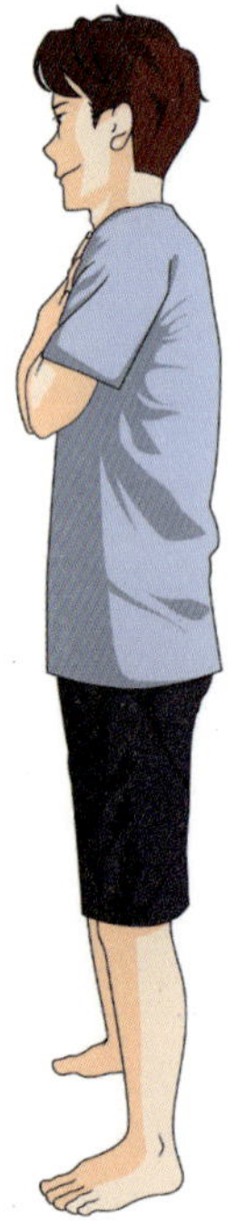

① 시작 자세

- 양발을 어깨너비로 벌린다.
- 팔은 교차해 가슴에 놓는다.

Tip
★ 팔은 앞으로 들고 해도 상관없다.

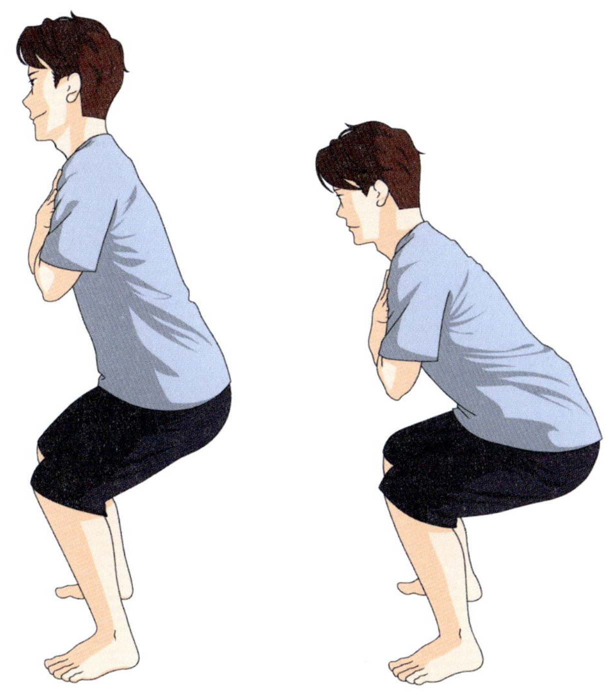

② 운동 자세

- 무릎을 구부려 앉는 자세를 취한다.
- 각 동작당 1회에 2초 정도 유지하고 다시 돌아간다.
- 10회씩 늘려나간다.
  예) 10회 → 20회 → 30회, 최대 100회까지 시행한다.

Tip

★ 처음부터 무릎을 90도로 구부리지 않고, 중간 각도 범위에서 충분히 시행한다.

★ 횟수에 집착해서 무리하게 많이 하지 않고 조금씩 늘려나간다.

★ 앉았다 일어날 때 고관절을 최대한 펴줘야 엉덩이 근육이 활성화된다.

운동 난이도 ★★★★☆

　런지는 한 발로 바닥을 밀고 일어나는 하체 운동으로 일상생활에서 걷기, 계단 오르기 등을 통해 많이 하는 동작이다. 허벅지와 엉덩이 근육을 강력하게 강화시키기 위해서는 런지를 통해 균형 능력을 키워야 한다.

1 운동 목적

- 허벅지와 엉덩이 근육을 강화시킨다.

2 운동 방법

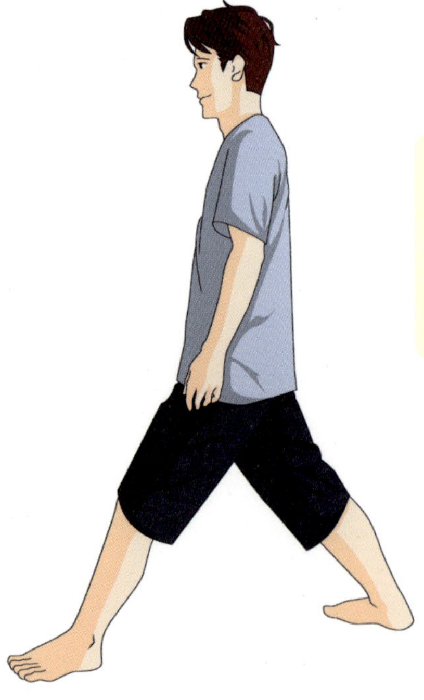

① 시작 자세

- 서서 다리 간격을 앞뒤로 충분히 벌린다.

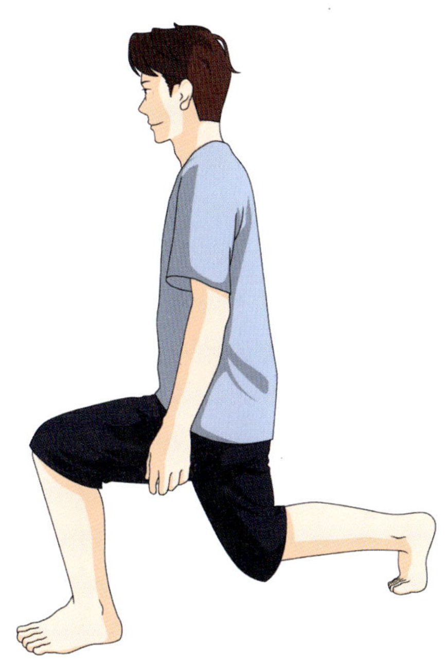

② 운동 자세

- 앞쪽 무릎을 구부리고 뒤쪽 무릎은 자연스럽게 구부린다.
- 각 동작당 1회에 2초 정도 유지하고 다시 돌아간다.
- 10회씩 늘려나간다.
  예) 10회 → 20회 → 30회, 최대 50회까지 시행한다.
- 한쪽을 시행하고 반대쪽을 시행한다.

Tip

★ 횟수에 집착해서 무리하게 많이 하지 않고 조금씩 늘려나간다.

★ 몸통이 앞으로 구부정해지지 않게 한다.

★ 무릎이 바닥에 닿으면 안 되고 운동 중 아프면 멈춘다.

PART 6

균형 운동:
내 몸을 좀 더 조화롭게

운동 난이도 ★★★☆☆

　'한 발 서기'처럼 균형을 잡는 동작은 바로 하는 것보다는 발목과 고관절 주변 근육을 충분히 강화시킨 후 해야 한다. 또한 균형 감각을 위해 발목과 고관절의 움직임이 중요하며, 몸통이 많이 흔들리지 않는 안정성도 필요하다.

1 운동 목적

- 몸통 근육과 엉덩이 근육 강화를 통해 균형 감각을 높인다.

2 운동 방법

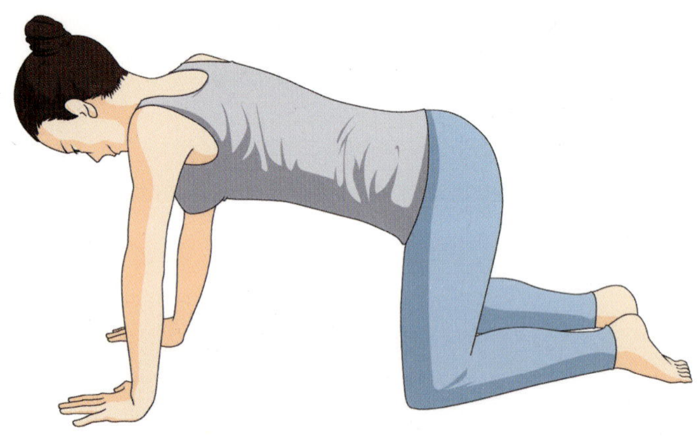

① 시작 자세

- 네발 기기 자세를 취한다.

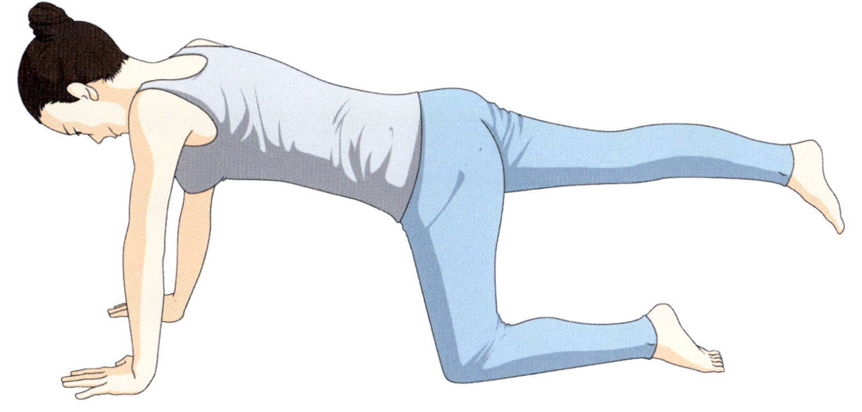

② 운동 자세

- 한쪽 몸통과 일직선으로 다리를 뻗는다.
- 좌우 교대로 시행한다.
- 1회에 2초 정도 유지하고 다시 돌아간다. 7초까지 천 천히 늘려나간다.

Tip

★ 몸통과 골반이 옆으로 치우쳐지지 않게 유지한다.

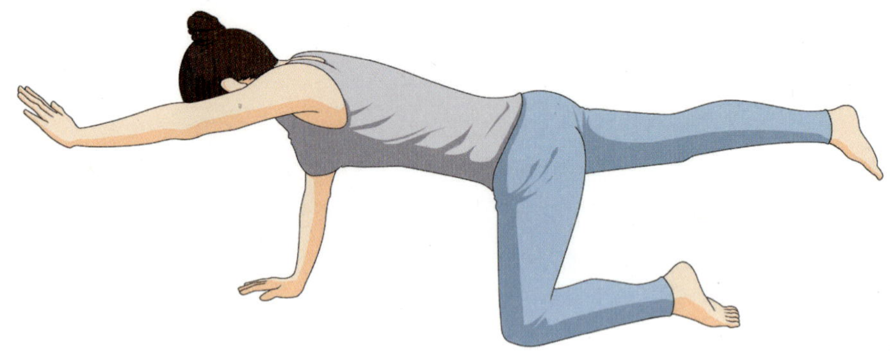

③ 운동 자세

- 다리를 뻗는 동작에서 반대쪽 손을 들어 올린다.
- 몸이 흔들리지 않게 중심을 유지한다.
- 좌우 교대로 시행한다.

위에서 바라본 모습

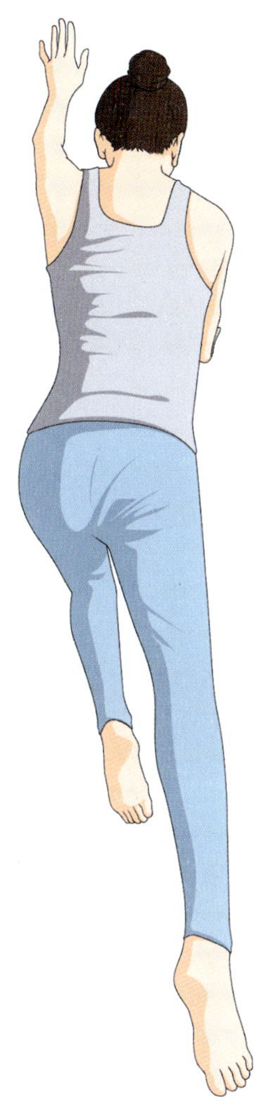 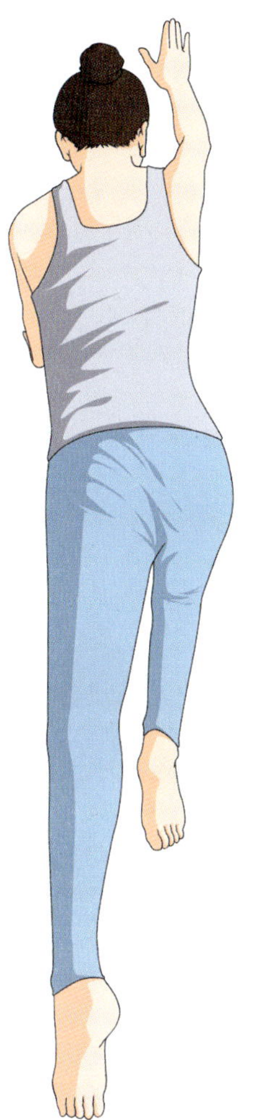

★ 뻗은 손과 다리는 최대한 일직선이 되도록 유지한다.

★ 처음부터 팔과 다리를 한 번에 들면 무리가 있으니, ②의 운동 자세를 먼저 한 다음,
  ③으로 넘어간다.

옆으로 걷기

'옆으로 걷기'는 발목 주변 근육과 중둔근 강화를 통해 한 발로 오래 서기 위한 힘을 향상시킨다.

1 운동 목적

- 발목 주변 근육과 중둔근 강화를 통해 균형 감각을 높인다.

2 운동 방법

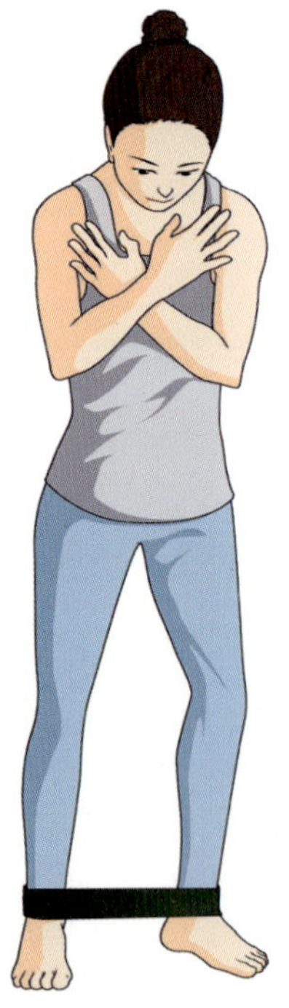

① 시작 자세

- 미니밴드를 발목에 끼운다.
- 무릎을 살짝 구부리고 두 손을 가슴 앞에 놓는다.

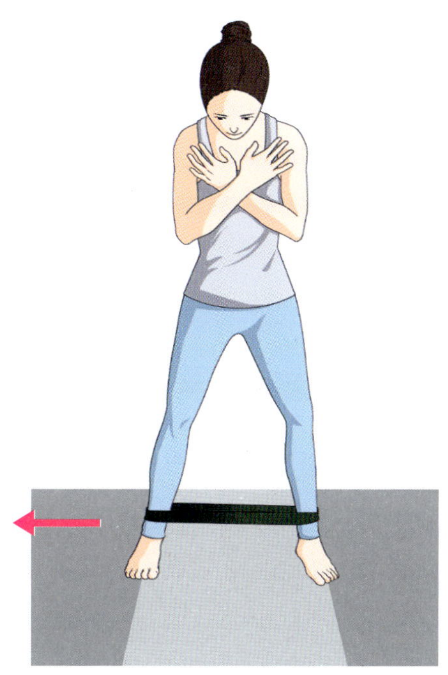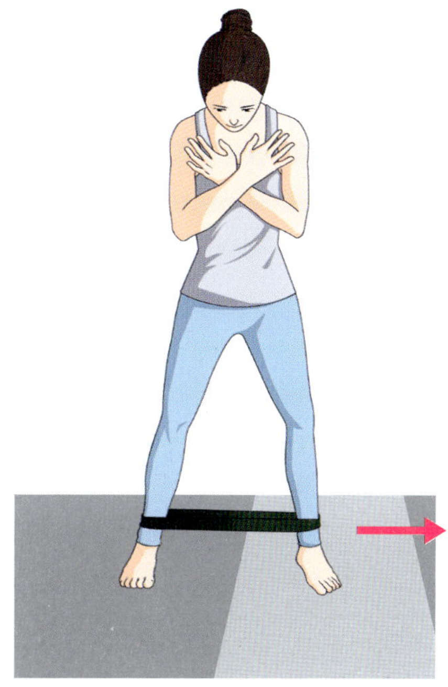

② 운동 자세

- 무릎을 살짝 구부리고 옆으로 천천히 걷는다.
- 반대쪽으로 이동한다.
- 엉덩이 옆쪽 근육(중둔근)과 발목 주변의 자극을 느끼며 계속 이동한다.
- 출발선에서 2.5m 거리를 좌우로 각각 이동하면 1회로 보며 5회까지 늘려나간다.

Tip

★ 옆으로 이동 시 일직선으로 움직이는 것이 관건이다.

★ 생각보다 난이도가 높은 운동이라 처음에는 밴드 없이 연습하고 나서 밴드를 끼우고 시행한다.

런지 교대로 하기

런지 동작을 좌우 1회씩 번갈아 가면서 균형 감각을 높이는 방법이다.

1 운동 목적

- 허벅지와 엉덩이 근육을 강화시키고 번갈아 움직일 때 균형 감각을 높인다.

2 운동 방법

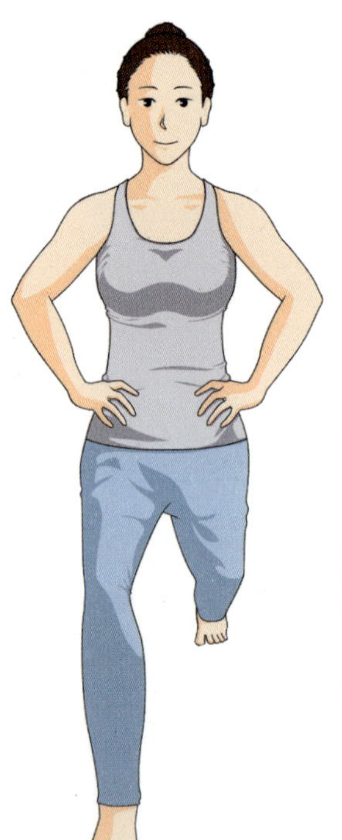

① **시작 자세**

- 다리 간격을 앞뒤로 충분히 벌린다.
- 두 손을 허리 옆에 놓는다.

Tip

★ 몸통이 앞으로 구부정해지지 않게 고정한다.

★ 횟수에 집착해서 무리하게 많이 하지 않고 조금씩 늘려나간다.

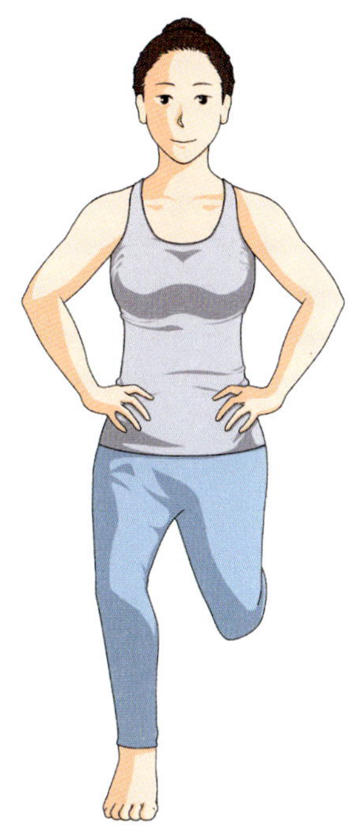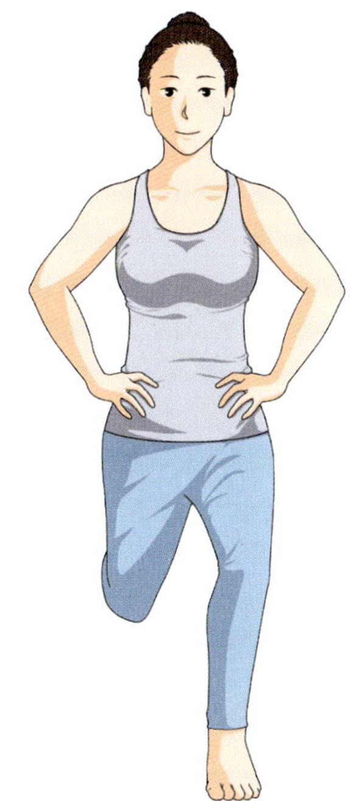

② 운동 자세

- 앞쪽 무릎을 구부려 앉는 자세를 취하고 뒤쪽 무릎은 자연스럽게 구부린다.
- 오른쪽 런지를 하면 발을 바꿔 왼쪽 런지를 바로 시행한다.
- 각 동작당 1회에 2초 정도 유지하고 다시 돌아간다.
- 10회씩 늘려나간다.
  예) 10회 → 20회 → 30회, 최대 50회까지 시행한다.

Tip

★ 무릎이 바닥에 닿으면 안 되고 운동 중 아프면 멈춘다.

★ 균형 감각과 근력이 부족하면 런지를 교대로 할 때 균형을 쉽게 잃게 된다.

★ 런지 동작을 미리 충분히 운동하고 교대로 런지를 시행해야 한다.

운동 난이도 ★★★★☆

보조물_{의자, 벽, 폼롤러 등}에 손을 짚고 다리를 4방향_{앞·뒤·좌·우}으로 균형을 잡는 운동이다.

1 운동 목적

- 보조를 통해 4방향으로 한 발 서기 후 균형을 잡는다.

2 운동 방법

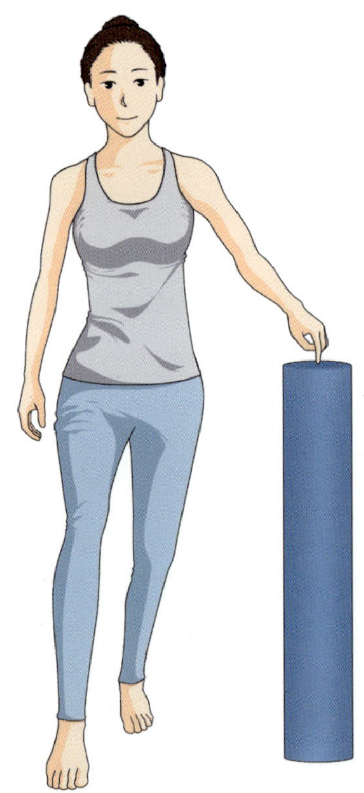

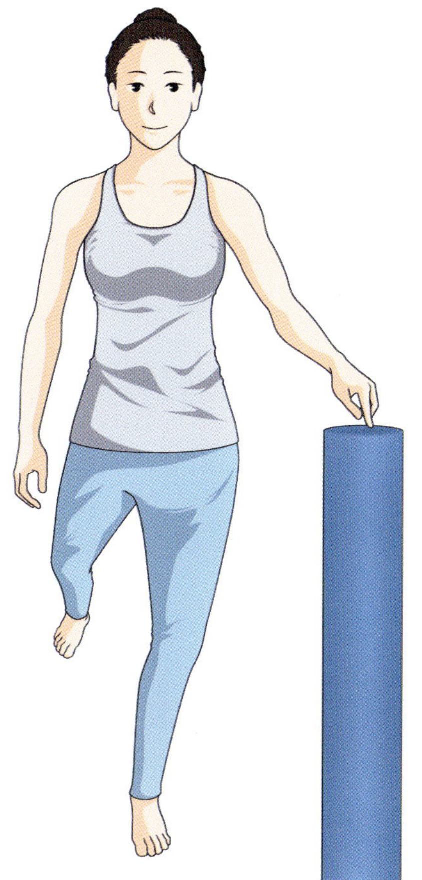

① 운동 자세

- 보조물을 잡고 바른 자세로 선다(시작 자세).
- 다리를 앞쪽으로 들어 올려 한 발 서기를 시행한다.
- 위와 똑같이 다리를 뒤쪽으로 들어 올려 한 발 서기를 시행한다.
- 각 동작당 1회에 2초 정도 유지하고 다시 돌아간다.
- 한 방향을 1회로 4회씩 늘려나간다.
  예) 4회 → 8회 → 12회, 최대 40회까지 시행한다.

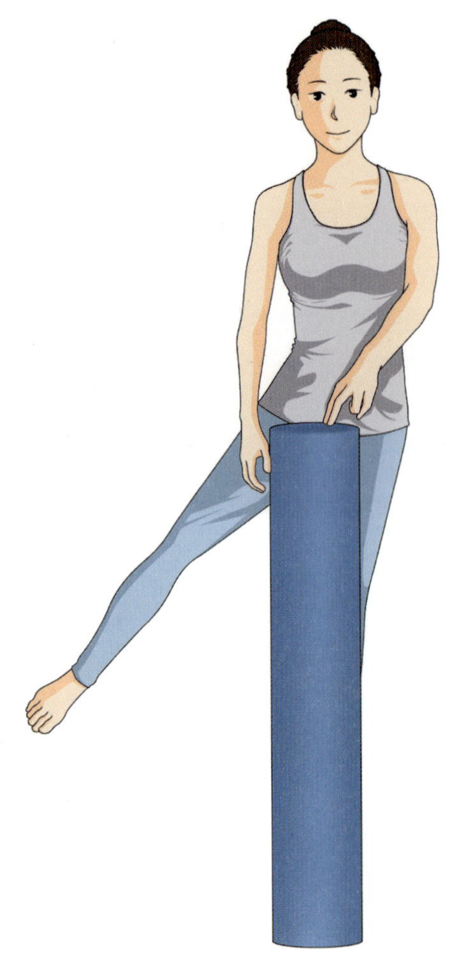

② 운동 자세

- 다리를 오른쪽·왼쪽으로 들어 올려 한 발 서기를 시행한다.
- 각 동작당 1회에 2초 정도 유지하고 다시 돌아간다.
- 한 방향을 1회로 4회씩 늘려나간다.
  예) 4회 → 8회 → 12회, 최대 40회까지 시행한다.

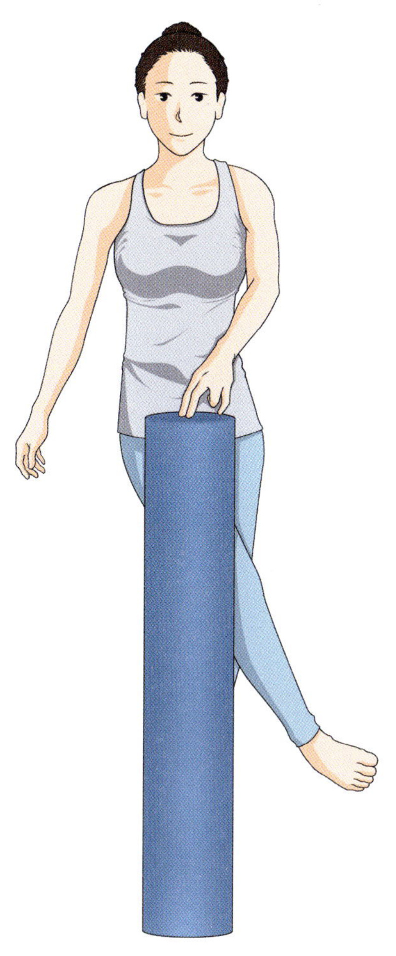

★ 균형이 잘 안 잡히는 경우 보조물을 잘 잡고 시행한다.

★ 무리하게 하지 않고 조금씩 늘려나간다.

앞으로 한 발 서기

운동 난이도 ★★★☆☆

한 발로 서기 동작은 항상 넘어지지 않게 주의하며 해야 한다.

1 운동 목적

- 한 발 서기를 통해 균형 감각을 높인다.

2 운동 방법

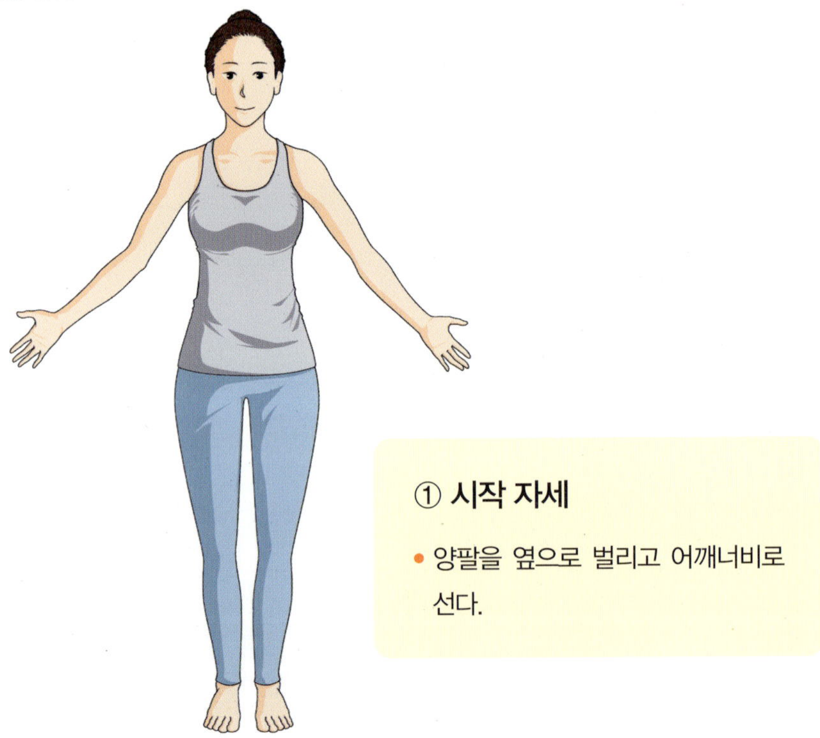

① 시작 자세

- 양팔을 옆으로 벌리고 어깨너비로 선다.

Tip

★ 넘어지지 않게 조심하며 중심을 잡는다.

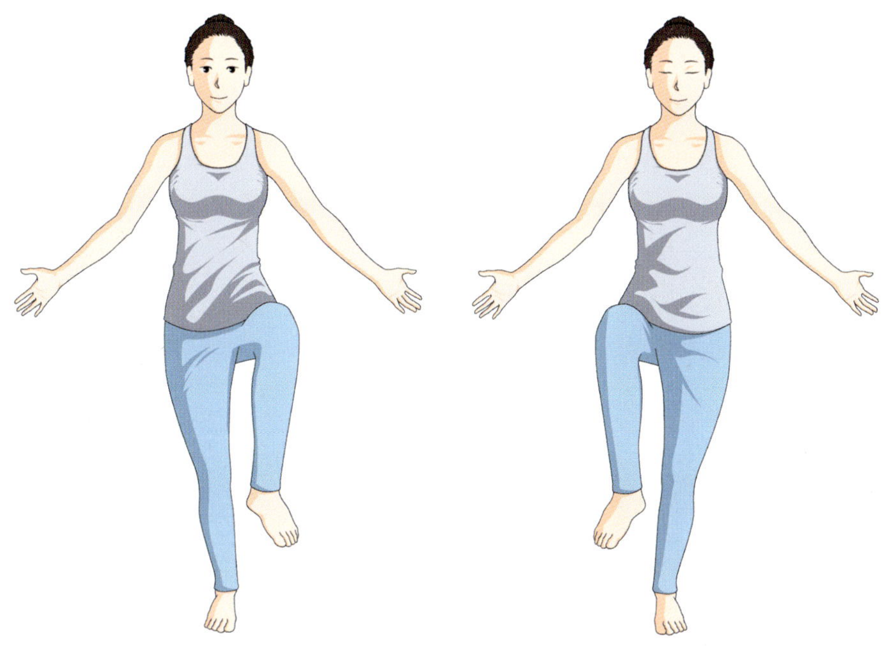

② 운동 자세

- 무릎을 앞으로 구부려 허벅지를 수평하게 들어 올린다.
- 각 동작당 1회에 2초 정도 유지하고 다시 돌아간다.
  예) 2초에서 40초까지 늘려나간다.
- 반대쪽도 시행한다.

③ 운동 자세

- 눈을 감고 ②의 운동 자세를 시행한다.
- 2초에서 5초까지 늘려나간다.
- 반대쪽도 시행한다.

★ 눈 감고 한 발 서기를 반드시 할 필요는 없다.

운동 난이도 ★★★★☆

한 발로 서기 동작은 항상 넘어지지 않게 주의하며 해야 한다.

1 운동 목적

- 한 발 서기를 통해 균형 감각을 높인다.

2 운동 방법

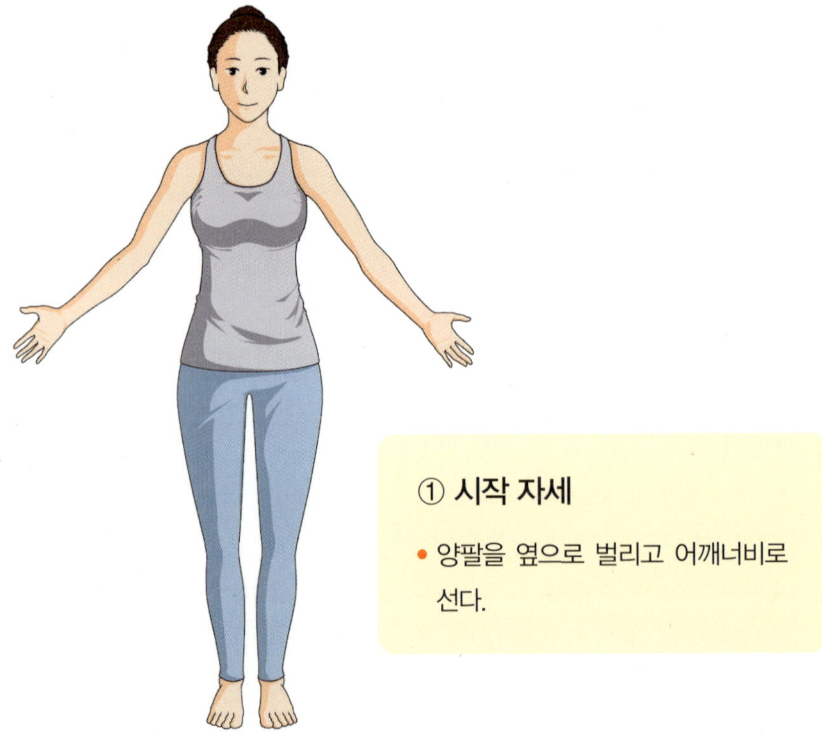

① 시작 자세

- 양팔을 옆으로 벌리고 어깨너비로 선다.

> **Tip**
> ★ 다음 자세로 넘어갈 때 중심이 흐트러질 수 있으니 호흡을 잘 이어간다.

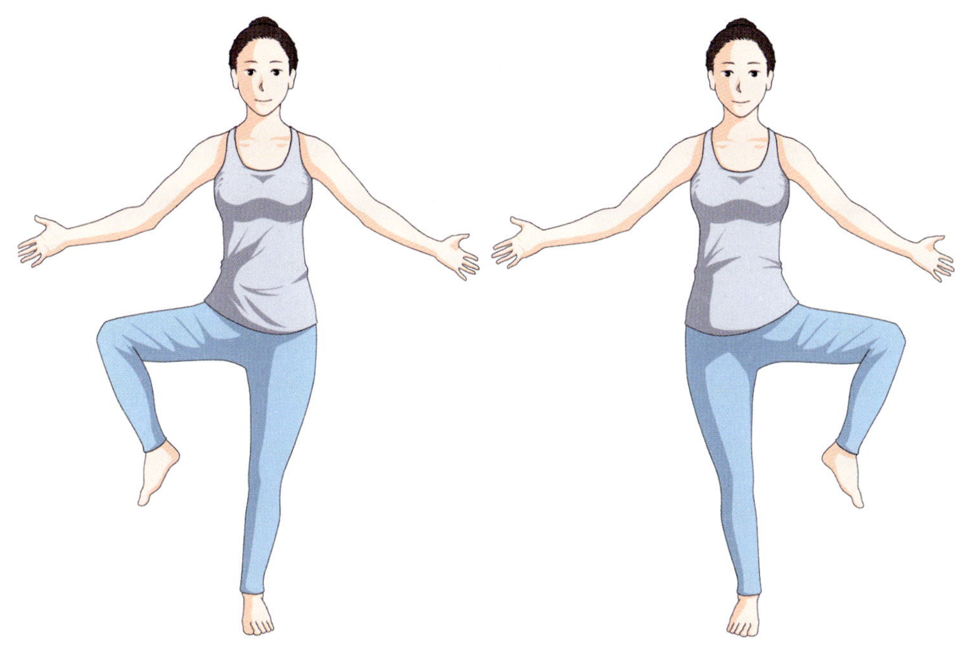

② 운동 자세

- 무릎을 옆으로 구부려 허벅지를 수평하게 들어 올린다.
- 각 동작당 1회에 2초 정도 유지하고 다시 돌아간다.
  예) 2초에서 40초까지 늘려나간다.
- 반대쪽도 시행한다.

Tip

★ 넘어지지 않게 중심을 잘 잡는다.

일자로 걷기

1 운동 목적

- '일자로 걷기'를 통해 몸의 균형 감각을 높인다.

2 운동 방법

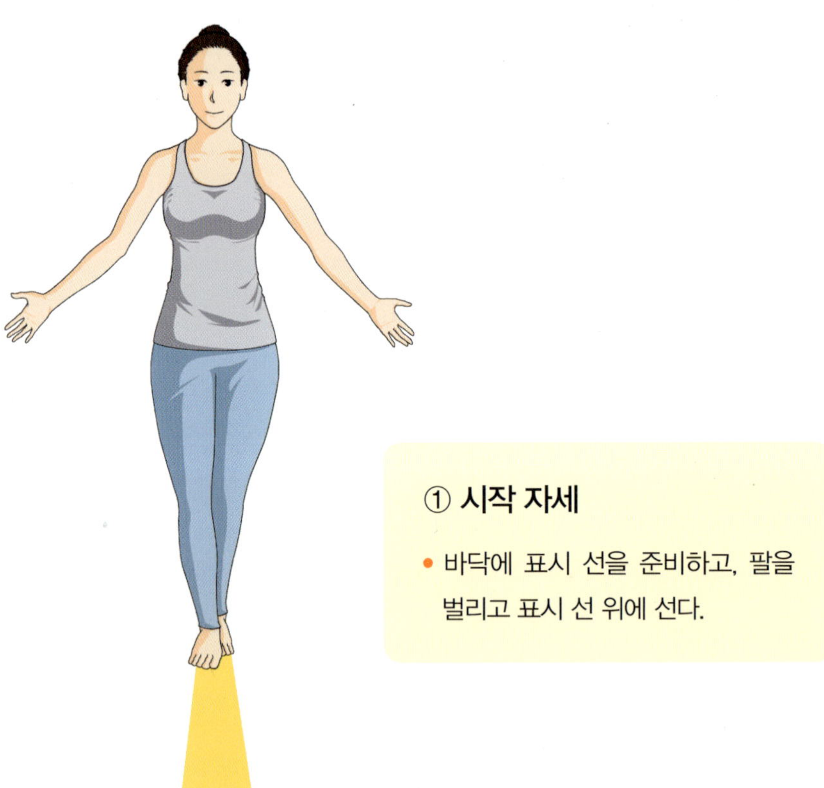

Tip

★ 표시 선이 없다면, 바닥 면의 라인 혹은 도구를 이용한다.

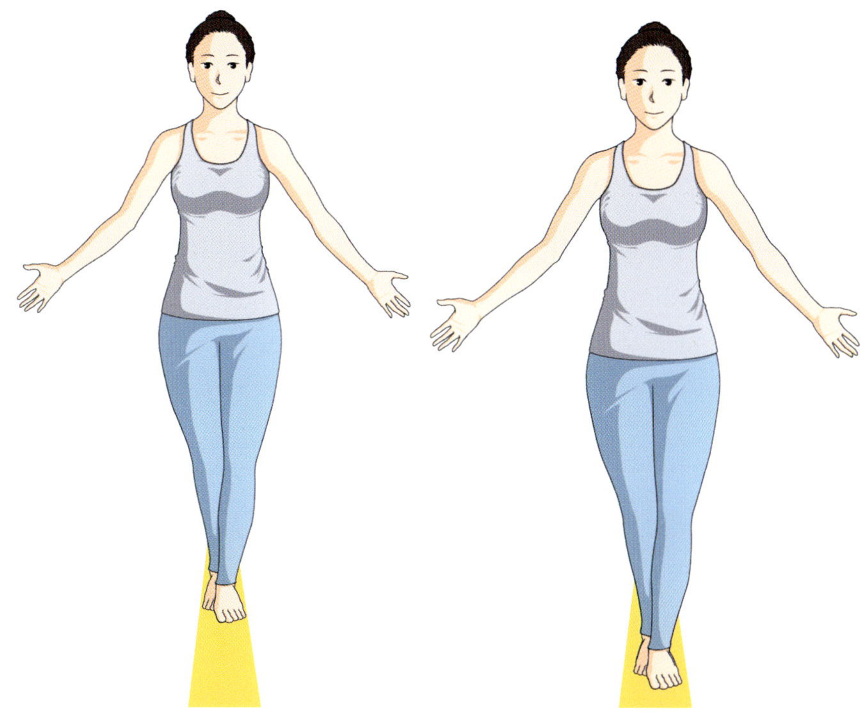

② 운동 자세

- 발이 일자가 되도록 천천히 앞을 향해 걷는다.
- 앞발의 뒤꿈치와 뒷발의 발가락이 닿게도 걸어보고, 간격을 어느 정도 벌려서 일자로 걸어본다.
- 앞으로 걷기가 숙달되면 일자로 뒤로 걷기도 시행한다.
- 출발선에서 2.5m 거리를 앞뒤로 각각 이동하면 1회로 보며 5회까지 늘려나간다.

Tip

★ 항상 넘어지지 않게 조심하며 시행한다.

심폐지구력 운동:
내 몸을 좀 더 활기차게

운동 난이도 ★★★☆☆

실내에서 할 수 있는 심폐지구력 운동으로 몸통의 코어 근육과 고관절 굽힘 근을 동시에 사용한다.

1 운동 목적

- 심폐지구력을 향상시킨다.

2 운동 방법

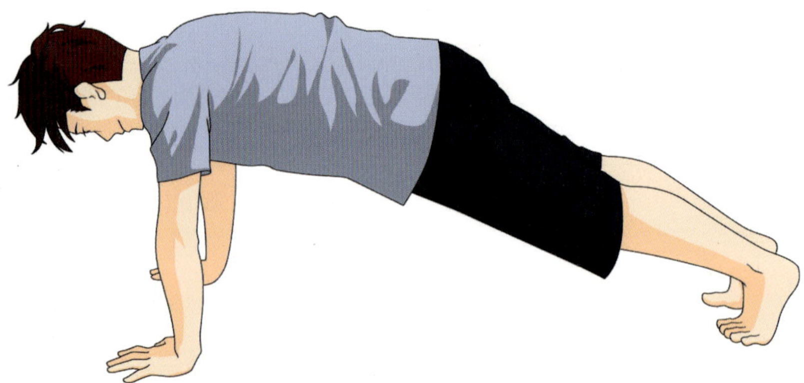

① 시작 자세

- 양팔을 어깨너비로 벌리고 엎드려 다리 뻗은 자세를 취한다.

Tip
★ 손목과 어깨가 아프면 운동을 멈춘다.

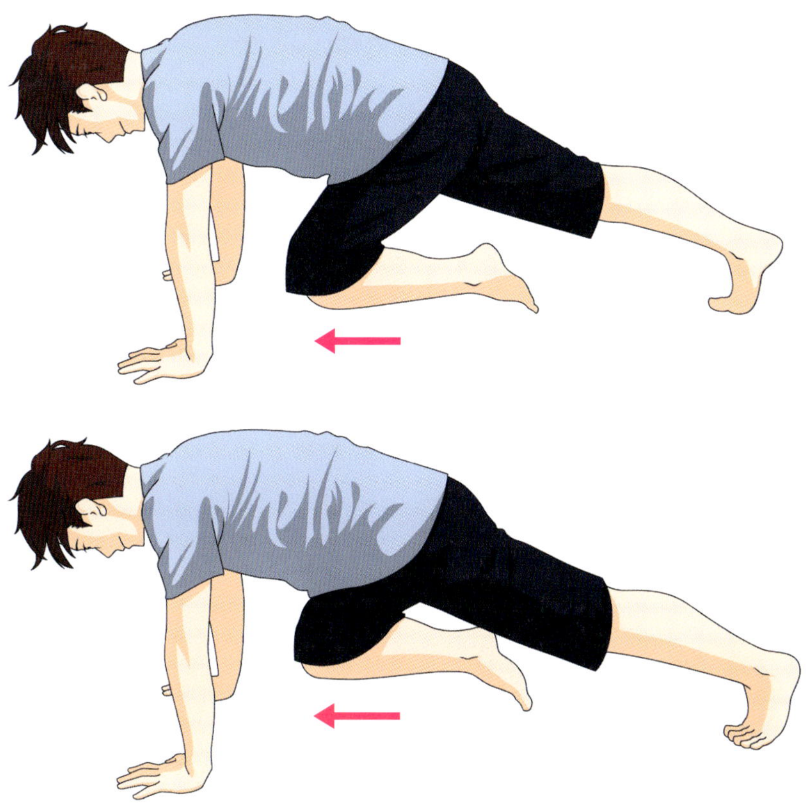

② 운동 자세

- 한쪽 다리를 무릎 앞으로 구부려 최대한 들어 올린다.
- 반대쪽도 최대한 앞으로 들어 올린다.
- 좌우를 교대로 계속 시행한다.
- 20회씩 늘려 나간다.

예) 20회 → 40회 → 60회, 최대 200회까지 시행한다.

Tip

★ 무리하지 않고 본인의 체력 상태에 맞게 천천히 늘려 나간다.

다리 옆으로 들어 올리기

실내에서 할 수 있는 심폐지구력 운동으로 몸통의 코어 근육과 고관절 외전 근을 동시에 사용한다.

1 운동 목적

- 심폐지구력을 향상시킨다.

2 운동 방법

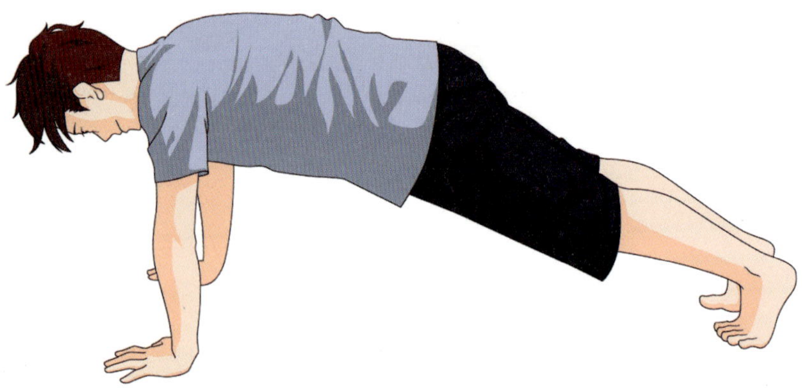

① 시작 자세

- 양팔을 어깨너비로 벌리고 엎드려 다리 뻗은 자세를 취한다.

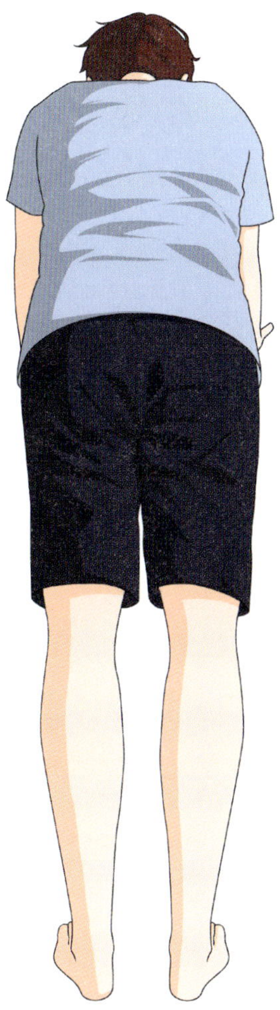

★ 손목과 어깨가 아프면 운동을 멈춘다.

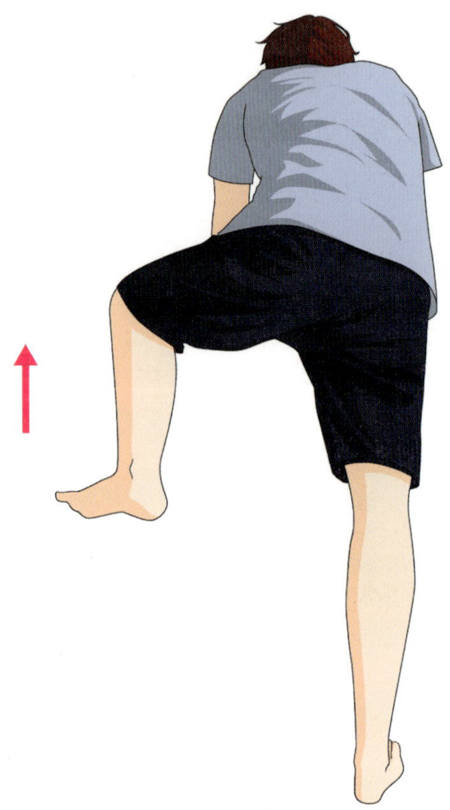

② 운동 자세

- 한쪽 다리를 무릎 앞으로 구부려 최대한 들어 올린다.
- 반대쪽도 최대한 앞으로 들어 올린다.
- 좌우를 교대로 계속 시행한다.
- 20회씩 늘려 나간다.
  예) 20회 → 40회 → 60회, 최대 200회까지 시행한다.

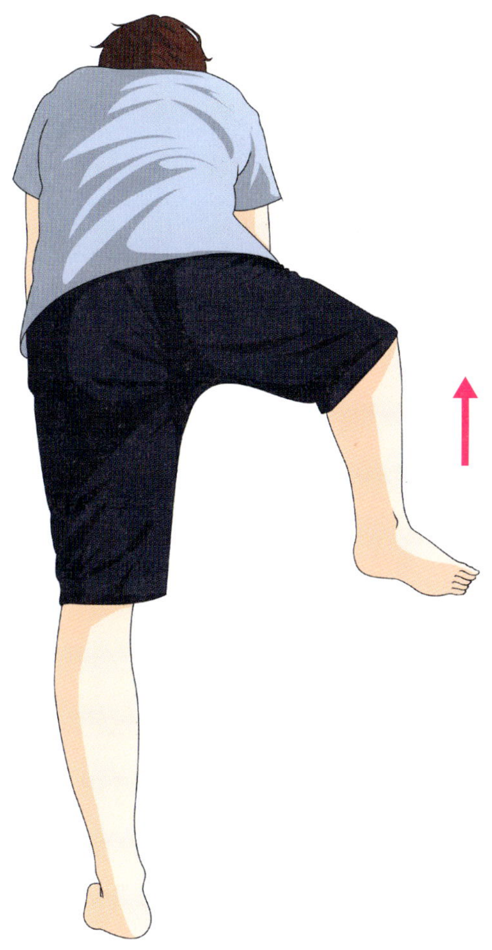

★ 무리하지 않고 본인의 체력 상태에 맞게 천천히 늘려 나간다.

제자리 뛰기

1 운동 목적

- 심폐지구력을 향상시킨다.

2 운동 방법

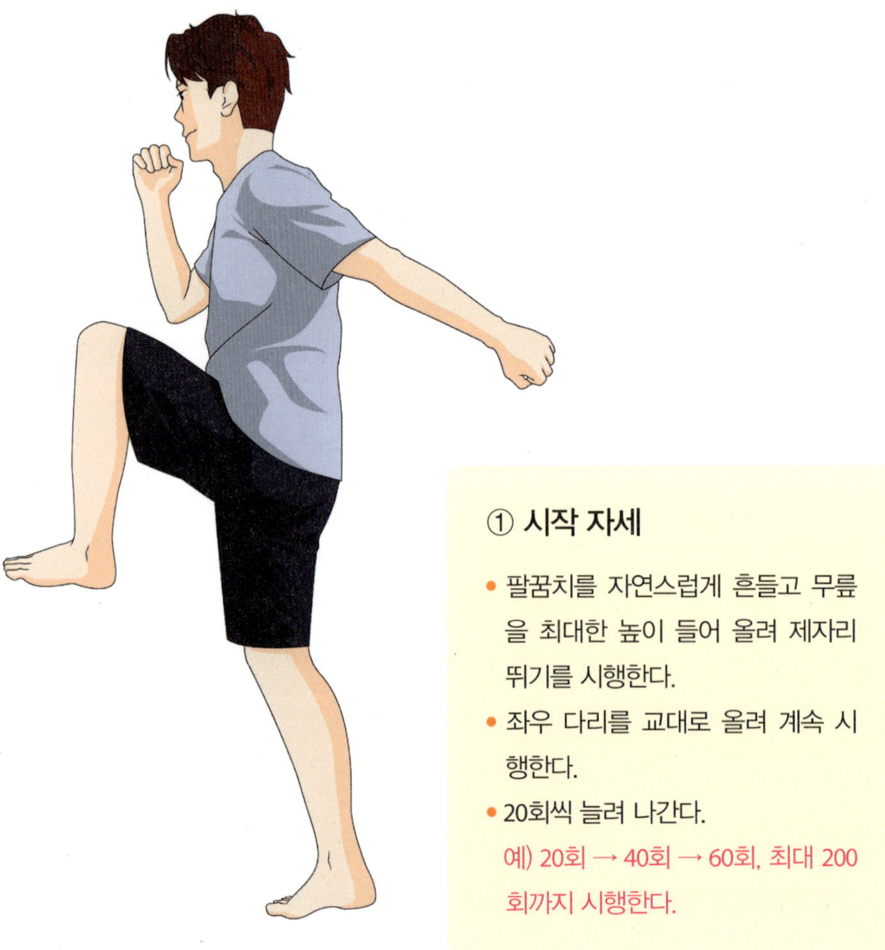

① 시작 자세

- 팔꿈치를 자연스럽게 흔들고 무릎을 최대한 높이 들어 올려 제자리 뛰기를 시행한다.
- 좌우 다리를 교대로 올려 계속 시행한다.
- 20회씩 늘려 나간다.
  예) 20회 → 40회 → 60회, 최대 200회까지 시행한다.

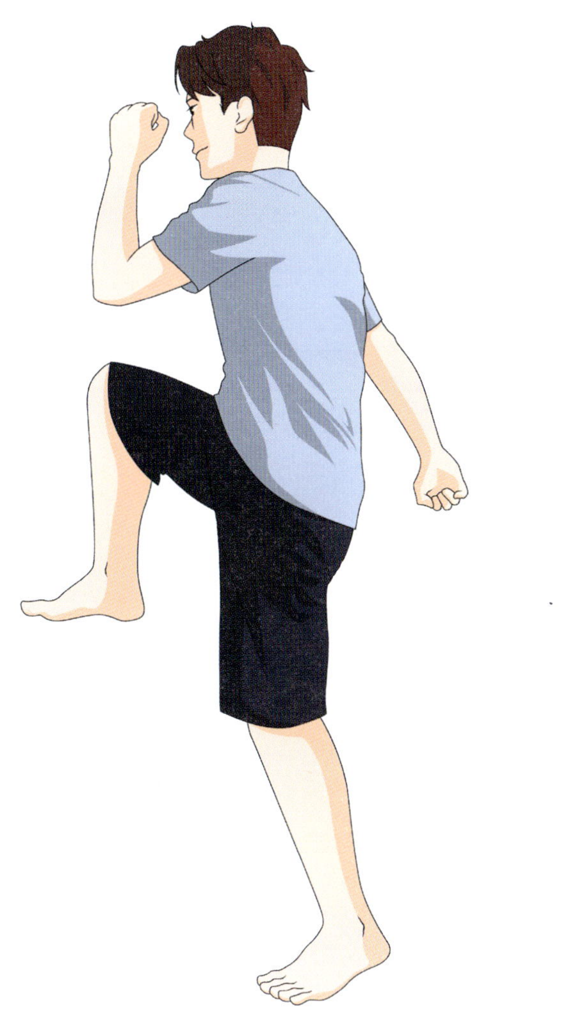

Tip

★ 무리하지 않고 본인의 체력 상태에 맞게 천천히 늘려 나간다.

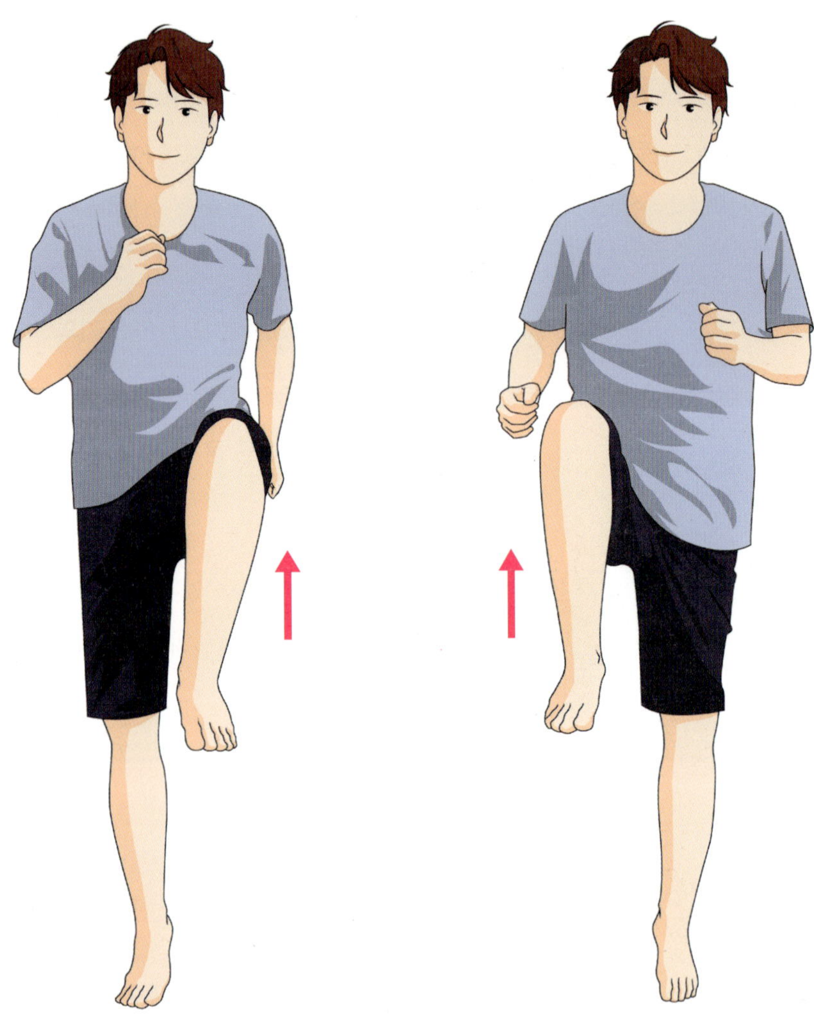

앞에서 바라본 모습

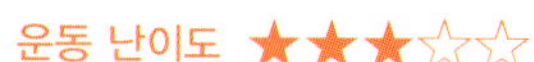

운동 난이도 ★★★☆☆

1 운동 목적

- 심폐지구력을 향상시킨다.

2 운동 방법

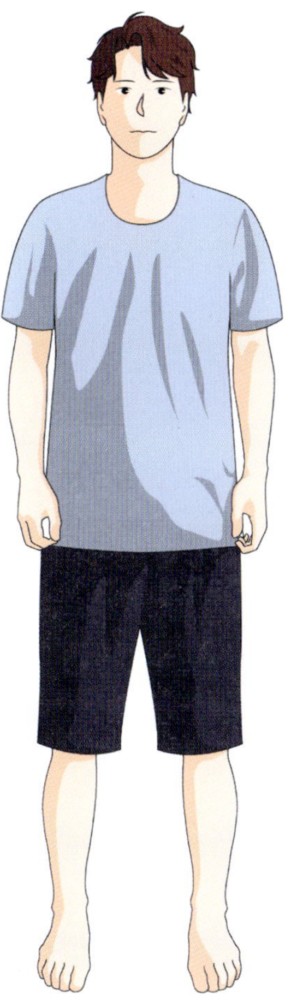

① 시작 자세

- 다리를 어깨너비로 벌리고 선다.

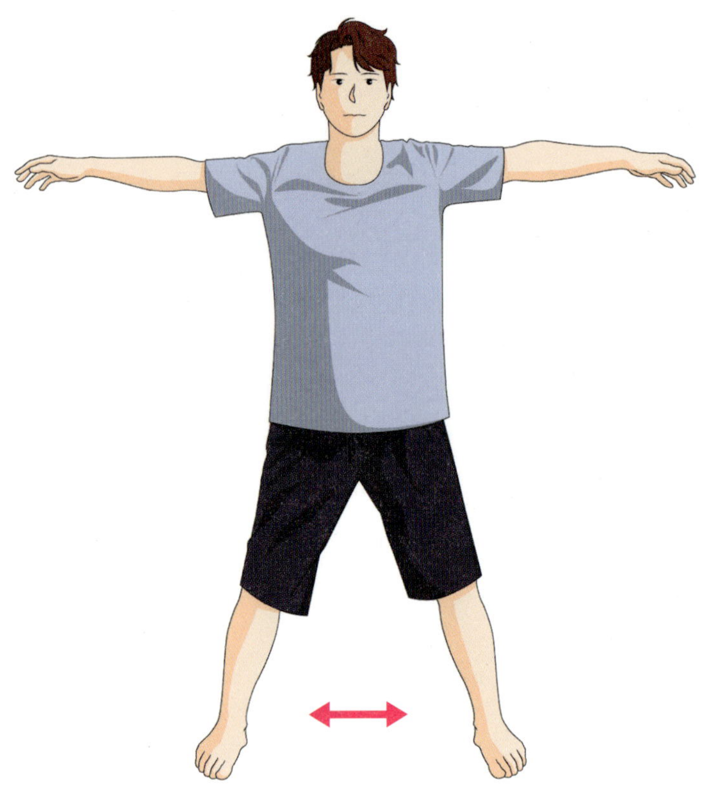

② 운동 자세

- 양팔을 어깨 높이까지 들어 올리면서 다리를 벌린다.

★ 무리하지 않고 본인의 체력 상태에 맞게 천천히 늘려 나간다.

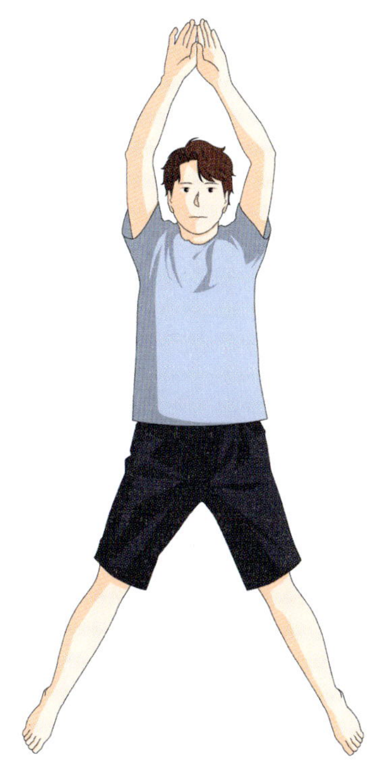

③ 운동 자세

- 팔을 머리 위로 들어 올리며 최대한 점프한다.
- 팔을 내리며 착지한다.
- 팔 벌려 제자리 뛰기를 반복한다.
- 20회씩 늘려 나간다.
  예) 20회 → 40회 → 60회, 최대 200회까지 시행한다.

★ 무릎이 아프거나 어지럽거나 힘들면 멈춘다.

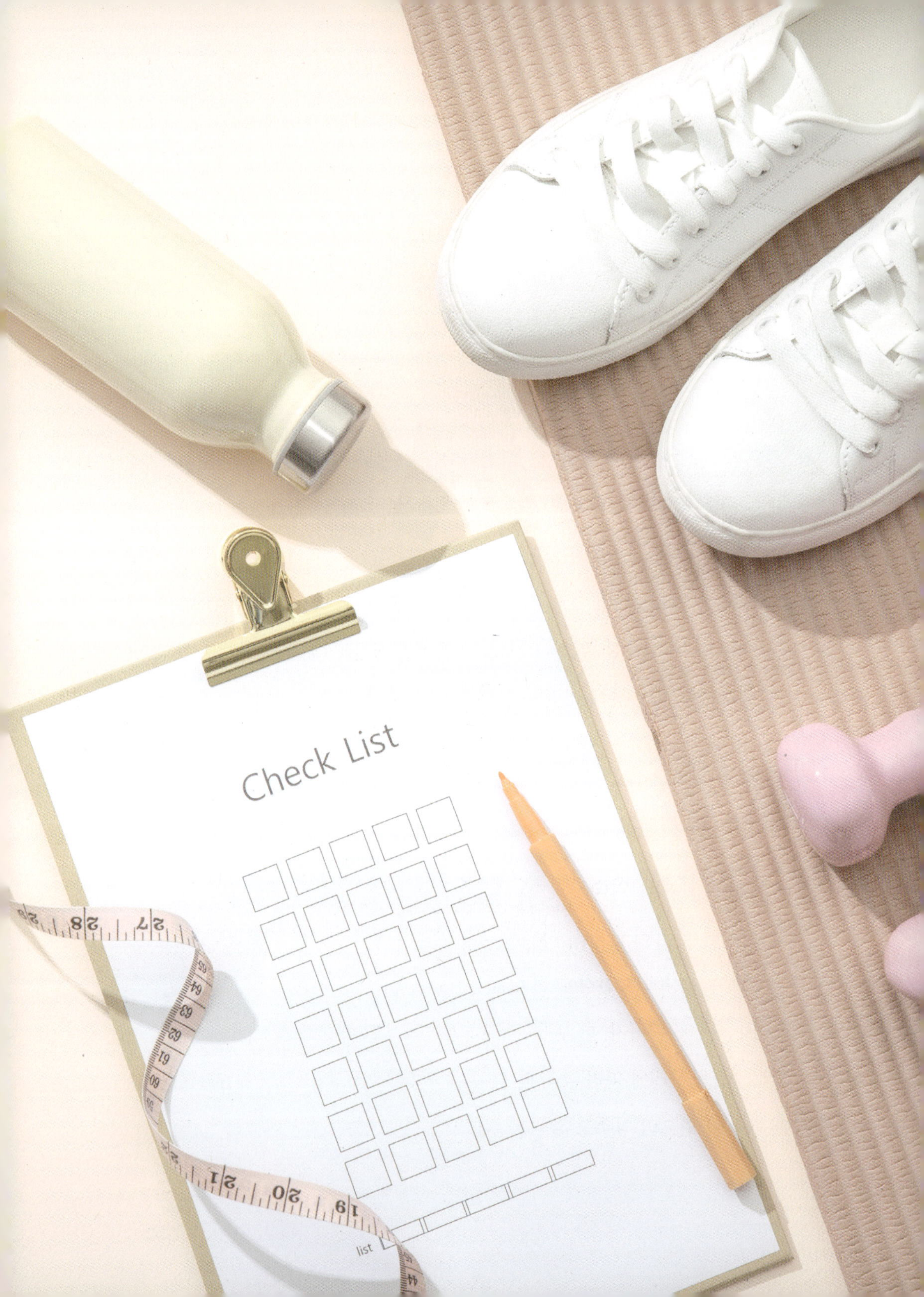

Check List

일상생활에서 할 수 있는 심폐지구력 운동

운동은 산소가 쓰이는 정도에 따라 유산소 운동과 무산소 운동으로 나뉜다. 유산소 운동을 적절히 과학적으로 시행하면 심폐지구력이 향상된다. 유산소 운동은 어느 하나에 치중하기보다는 다양한 종류로 하는 것이 좋으며, 특히 자신에게 잘 맞고 즐겁게 할 수 있는 운동이라면 더 좋다. 실외에서 대표적으로 많이 하는 운동과 적당한 운동 시간을 알아보고 개인의 체력 상태와 목표 심박수, 운동자각도 등을 통해 조절해보자.

걷기

걷기는 생활에서 익숙하게 하는 운동으로 보통 사람의 걸음 속도는 시속 4km 정도다. 천천히 늘려서 약 6.4km까지 속도로 걷고 바른 자세로 걸어야 심폐지구력이 향상되고 건강에 도움이 된다. 일주일에 3~5회, 20분 걷기를 시작으로 5분씩 늘려나가자. 한 번에 무리하게 2~3시간 이상씩 걷는 것보다는 자신의 체력과 몸 상태에 따라 조금씩 늘려가야 탈이 안 난다. 걷기 중 무릎과 발바닥에 통증이 있으면 멈추고 휴식을 취해야 한다.

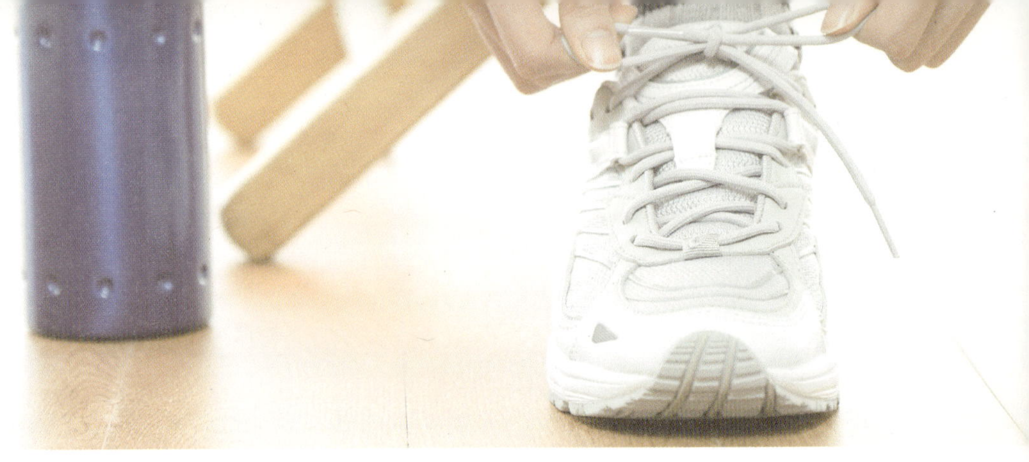

달리기

　달리기는 유연성, 근력, 근지구력, 균형 등 기초 체력이 필요하다. 걷기를 통해 달리기를 위한 적응을 충분히 한 후 천천히 달리는 조깅 Jogging 을 하는 것이 좋다. 일주일에 3~5회, 한 번에 20분~40분 달리고 10분씩 나눠서 뛰어도 괜찮다. 달리기는 단계별 운동을 통해 기초 체력을 쌓고 뛰어야 부상 위험을 줄일 수 있다. 달리기는 저강도로 시작해 중·고강도까지 점진적으로 늘려야 무리가 안 된다. 체력이 약한 경우 고강도로 달리는 것이 무리가 될 수 있으므로 주의해야 한다.

계단 오르기

　무릎에 통증이 없다면 계단 오르기는 하체 근육을 강화시키고 심폐지구력을 향상시키는 데 좋다. 처음에는 3층까지 계단을 오르고 1층씩 늘리며 걸어 올라가 보자. 한 계단씩 오르다가 익숙해져서 숨이 안 찬다면, 두 계단씩 올라가 보자. 엉덩이 근육 강화에 도움이 될 것이다. 계단을 뛰어오르거나 내려가는 것은

되도록 피한다. 만약 무릎과 허리 통증이 생기면 계단 오르기는 피하고 걷기를 하는 것이 좋다.

일상생활에서 대표적으로 할 수 있는 걷기, 달리기, 계단 오르기 외에도 자전거, 등산, 수영, 에어로빅을 할 수도 있다. 평소에 4단계 운동을 통해 기초 체력을 기르고 몸 관리를 해왔다면 축구, 테니스, 배드민턴, 골프 등 새로운 운동으로 범위를 넓혀 활동해보는 것도 좋다. 대신에 운동을 하더라도 고강도로 무리하게 반복하지 않고, 적절히 운동한다면 심폐지구력 향상과 건강에 도움이 될 것이다.

참고문헌

1) 본다 라이트 · 루스 윈터 저, 이두영 · 이두임 역,『라이트 박사의 마흔 이후의 피트니스』, 에쎄, 2018, p.47, 6~7줄.

2) Ibid., p.45, 11~13줄.

3) 나영무 저,『마흔부터 시작하는 백세운동』, 비타북스, 2017, p.28, 1줄.

4) 나영무 저,『운동이 내 몸을 망친다』, 담소, 2011, p.75, 9~10줄.

5) Ibid., p.125, 10~11줄.

6) 김헌경 저,『근육이 연금보다 강하다』, 비타북스, 2019, p.42, 12~15줄.

7) 나영무 저,『마흔부터 시작하는 백세운동』, 비타북스, 2017, p.37, 19~20줄.

8) 본다 라이트 · 루스 윈터 저, 이두영 · 이두임 역,『라이트 박사의 마흔 이후의 피트니스』, 에쎄, p.62, 17~19줄.

9) Ibid., p.62, 20~21줄.

10) Ibid., p.60, 18~20줄.

11) Ibid., p.111, 22~23줄.

12) 안병택 저,『모두를 위한 허리 교과서』, 블루무스, 2021, p.173, 5~6줄.

13) 나영무 저,『마흔부터 시작하는 백세운동』, 비타북스, 2017, p.59, 10~18줄.

14) 본다 라이트 · 루스 윈터 저, 이두영 · 이두임 역,『라이트 박사의 마흔 이후의 피트니스』, 에쎄, p.178, 3~4줄.

15) Ibid., p.38, 3~4줄.

16) Ibid., p.40, 22~23줄.

17) Ibid., p.29, 11~14줄.

18) ACSM 저, 전국임상건강운동학과교수협의회 역,『운동검사 · 운동처방 지침』, 한미의학, 2010.

19) Robertra E. Rikli · C. Jessie Jones 저, 김현수 · 박우영 역,『노인 체력 검사와 평가』, 대한미디어, 2005.

재활 전문 물리치료사가 알려주는 4050 맞춤 운동

느리게 살살 운동합시다

초판인쇄 2022년 4월 1일
초판발행 2022년 4월 1일

지은이 안병택
발행인 채종준

출판총괄 박능원
편집장 지성영
책임편집 신수빈
디자인 홍은표
마케팅 문선영 · 전예리
전자책 정담자리

브랜드 크루
주소 경기도 파주시 회동길 230 (문발동)
문의 ksibook13@kstudy.com

발행처 한국학술정보(주)
출판신고 2003년 9월 25일 제406-2003-000012호

ISBN 979-11-6801-400-8 03510